ma gym grossesse

Lydie Raisin

ma gym grossesse

Illustrations de Valérie Lancaster

• MARABOUT •

Sommaire

Introduction

Entretenir son corps avant, pendant et après la grossesse, c'est la solution pour le garder jeune et en forme longtemps ! Ce guide vous propose donc trois séries d'exercices adaptées à chacune de ces étapes. Ne voulant pas que ce programme soit pour vous une contrainte, nous avons fait des choix très précis.

1. La durée de chaque série va de 8 à 15 minutes (au-delà, on abandonne).

2. Les exercices sont très simples, donc accessibles à toutes.

3. Ils ont été sélectionnés pour leur efficacité, ce qui vous permettra d'en apprécier très vite le résultat.

4. Le programme post-grossesse peut être suivi sans limite dans le temps.

5. Des variantes vous permettent de moduler votre programme à votre convenance pour éviter la monotonie.

6. Les exercices ont tous été testés auprès d'une centaine de femmes enceintes et non-enceintes.

Vous trouverez aussi des exercices de relaxation pour vous décontracter, quelques postures de stretching pour vous étirer et des conseils pour rééduquer votre périnée après l'accouchement.

À la fin de ce guide, vous découvrirez aussi toute une partie consacrée à votre bien-être pendant la grossesse : alimentation, sommeil, prise de poids, ainsi que des conseils pour bouger au quotidien sans vous faire mal.

Et n'oubliez pas que faire régulièrement un peu d'exercice, n'est qu'une question d'habitude. C'est bénéfique pour le corps, la forme mais aussi pour le moral.

Un dernier conseil pour finir : il n'est pas utile d'enfiler un super survêtement pour vous entraîner. Il suffit que vous soyez à l'aise. Vous pouvez donc tout à fait faire votre gym en pyjama : cela permet de gagner du temps et vous laisse plus disponible pour cette activité nouvelle qui se greffe sur l'emploi du temps bien rempli d'une heureuse (ou future) maman.

Avant la grossesse

N'attendez pas d'avoir accouché pour sculpter votre corps ! Si vous faites une prévention corporelle, d'une part, vous supporterez mieux votre grossesse, d'autre part, vous retrouverez plus vite votre silhouette ! Le programme qui vous est proposé est simple, il demande peu de temps, active l'ensemble du corps, et ne nécessite pas d'être sportive mais simplement… motivée !

Préparer son corps

Vous désirez restructurer votre corps avant d'attendre un bébé ? Pour vous sentir au mieux de votre forme pendant votre future grossesse, suivez tout simplement le programme qui vous est conseillé dans les pages qui suivent. Dans la mesure du possible, il est préférable de commencer six mois avant le début de la grossesse.

Comment s'exercer ?

Le programme comporte six exercices à faire trois fois par semaine, un jour sur deux. La durée de l'entraînement est de 15 minutes (au plus), ce qui permet de pratiquer sérieusement sans perdre trop de temps.

À quoi servent les exercices ?

C'est essentiellement au niveau du dos qu'il convient de travailler le renforcement musculaire pour éviter de trop en souffrir durant la grossesse. Le ventre doit être aussi tonifié : plus il sera ferme avant la grossesse, plus il se remettra vite après l'accouchement.

Pourquoi ces exercices ?

Rappelez-vous que la musculature ne sert pas seulement à répondre à des efforts physiques (c'est-à-dire, dans votre cas, à mieux supporter les modifications liées à la grossesse). C'est aussi un élément important de votre santé car elle maintient en bon état le dos (la colonne vertébrale étant équilibrée entre les muscles dorsaux et les muscles abdominaux) et les organes (les intestins sont maintenus à leur place grâce aux muscles abdominaux).

Il est important que vous vous sentiez en forme physiquement et psychologiquement avant le début de la grossesse pour mieux aborder ces neufs mois où votre corps va connaître de grands bouleversements. La gym avant la grossesse doit donc être réalisée avec beaucoup de sérieux. Les exercices proposés ici sont bien plus qu'un simple entretien physique : ils ont été choisis pour vous permettre de consolider rapidement votre corps.

Les conseils du coach

- Évitez de supprimer une séance. Comme nous en recommandons trois par semaine, à raison d'une tous les deux jours. Si vous ne pouvez pas faire votre entraînement un jour reportez-le au jour suivant et décalez ensuite votre séance d'une journée.
- Si vous vous sentez vraiment fatiguée, réduisez le nombre de répétition mais continuez de faire tous les exercices le mieux possible. Il vaut mieux réduire le nombre de mouvements que de mal les réaliser.

Soins du corps

Après la douche, n'oubliez pas de commencer à préparer votre ventre à mieux répondre à la distension de la grossesse et de l'accouchement en le massant doucement avec du lait hydratant et de l'huile corporelle (alternez ces deux produits).

• Concentrez-vous toujours sur votre respiration et suivez attentivement les conseils donnés pour chaque exercice.

• Ne vous relevez jamais d'un seul mouvement. Vous pourriez être étourdie.

• Pour bien corriger vos postures, vous pouvez travailler de profil devant une glace. Cela vous permettra de surveiller la position de votre dos.

• Pensez à retirer vos lunettes.

• Si un exercice ne vous convient pas ou vous déplaît franchement, pensez aux variantes.

• Travaillez à votre rythme. Si vous disposez d'un peu plus de temps, faites vos exercices lentement en restant bien concentrée. Il vaut mieux ne pas travailler trop vite et faire attention à respecter les postures recommandées pour éviter tout traumatisme.

• Ne mangez pas avant votre entraînement, ou alors seulement une pomme et 2 heures avant.

• Buvez seulement un demi-verre d'eau avant l'entraînement, mais n'oubliez pas de bien vous réhydrater après.

• Travaillez en pantalon très extensible. Les pantalons sans stretch sont parfaits pour marcher mais ils ne conviennent pas pour la gym car ils ne permettent pas de pratiquer les exercices d'assouplissement.

• Récupérez entre chaque exercice pendant au moins 20 secondes, en respirant le plus lentement possible.

ÉTIREMENTS DES BRAS

Pour tonifier le dos et les bras. Cet exercice permet aussi d'étirer les épaules vers l'arrière.

L'exercice

Debout ou assise, tête levée et dos droit, jambes fléchies et pieds parallèles au sol. Poings serrés, étirez vos bras tendus d'abord vers le bas, puis parallèlement au sol, et enfin vers le haut. Faites ensuite l'enchaînement en sens inverse. Travaillez à votre rythme.

Respiration

Inspirez par le nez pendant le changement de mouvements et expirez par la bouche sur l'étirement.

Répétition

Faites 8 enchaînements.

Les conseils du coach

- Étirez symétriquement les épaules le plus loin possible vers l'arrière à chaque mouvement.
- Conservez le dos droit et immobile.
- Gardez toujours le même rythme.

Deux variantes

- Réalisez un cercle de chaque bras dans un sens, puis un dans l'autre, d'abord en haut, puis parallèlement au sol et enfin en bas, puis recommencez en sens inverse. Faites 24 cercles en tout.
- Réalisez des étirements de bras avec un petit « rebond » en fin de mouvement. Faites 8 enchaînements.

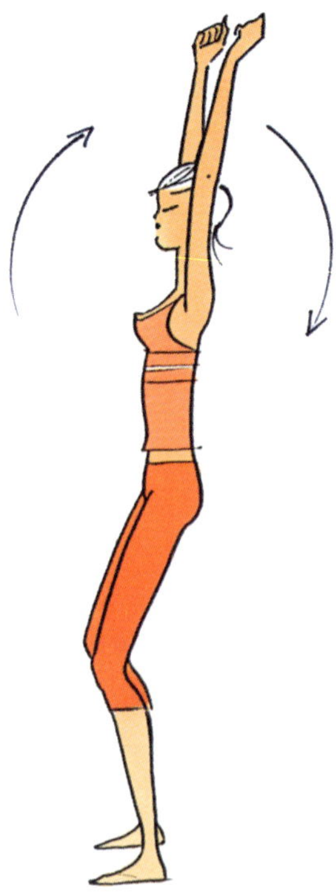

ÉLÉVATIONS DES AVANT-BRAS

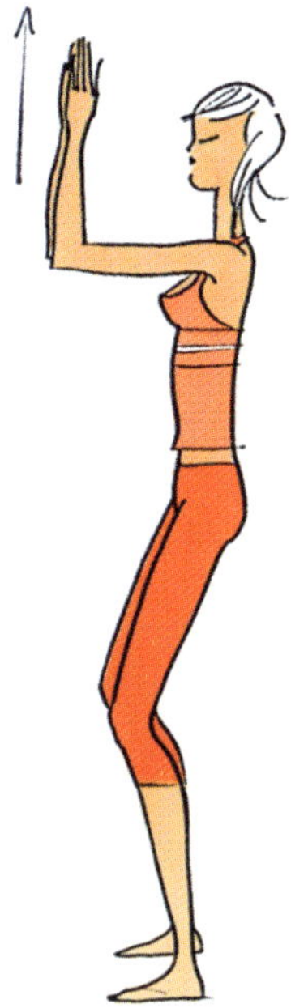

Pour raffermir la poitrine.

L'exercice

Debout ou assise, tête levée et dos droit, jambes fléchies et pieds parallèles au sol, paumes collées. Collez vos avant-bras devant vous et élevez-les d'abord à droite, puis devant vous, et enfin à gauche. Faites ensuite le même enchaînement en sens inverse. Travaillez lentement.

Respiration

Inspirez par le nez en descendant les avant-bras et expirez par la bouche en les montant.

Répétition

Faites 20 élévations en tout.

Les conseils du coach

- Ne décollez pas les avant-bras l'un de l'autre.
- Élevez-les le plus haut possible.
- Gardez les avant-bras perpendiculaires aux bras.

Deux variantes

- Élevez les avant-bras en éloignant un peu les mains du visage mais sans décoller les coudes. Faites 20 élévations.
- Déplacez les avant-bras (toujours collés) parallèlement au sol, de gauche à droite. Faites 20 déplacements latéraux.

ROTATION DU BUSTE

Pour raffermir et affiner la taille.

L'exercice

Debout, jambes fléchies écartées de la largeur du bassin, bras en croix bien parallèles au sol. Faites des rotations alternées du buste en conservant le bassin de face. La tête peut tourner à chaque rotation. Travaillez à votre rythme.

Respiration

Inspirez par le nez lors du changement de rotation et expirez par la bouche pendant la rotation.

Répétition

Faites 16 rotations alternées.

Les conseils du coach

- Conservez les genoux de face (pour ne pas les « vriller » et abîmer leurs ligaments).
- Gardez toujours les mains au niveau du menton : au fur et à mesure de l'exercice, on a souvent tendance à les descendre un peu.

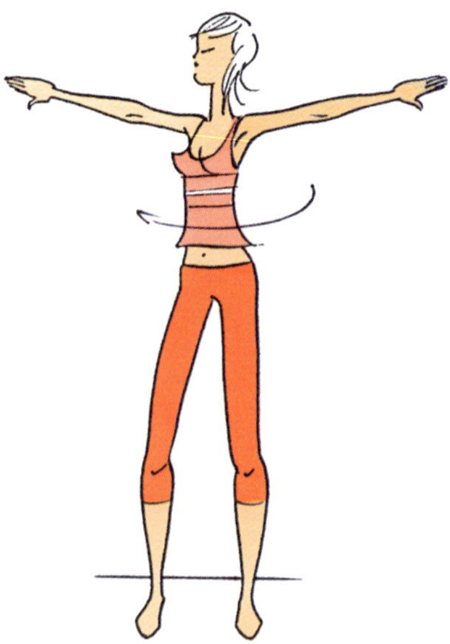

FENTES AVANT ALTERNÉES

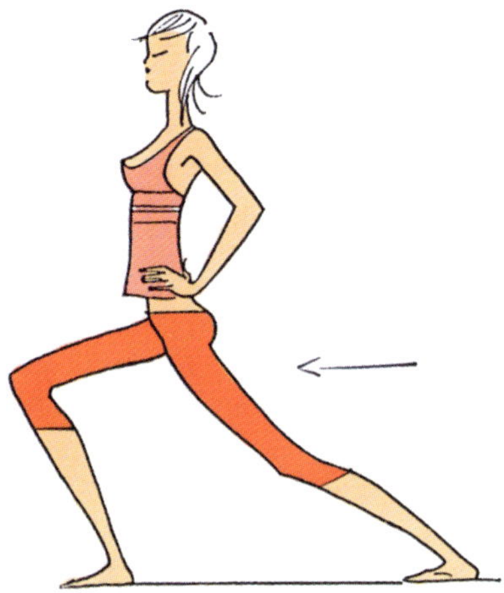

L'exercice

Debout, dos droit et tête levée, épaules élevées en arrière et mains sur les hanches. Fléchissez une jambe vers l'avant le plus bas possible, puis changez de jambe. La jambe arrière doit être tendue. Travaillez à votre rythme.

Respiration

Inspirez par le nez en fléchissant la jambe, expirez par la bouche en la retendant.

Répétition

Faites 10 fentes alternées.

Les conseils du coach

- Gardez le dos perpendiculaire au sol.
- La jambe arrière doit rester hypertendue.

Plus facile

Si cette technique vous semble trop difficile, ne fléchissez pas trop la jambe avant.

Plus difficile

Si cette technique vous semble trop facile, fléchissez davantage la jambe avant.

Deux variantes

- Réalisez des fentes alternées avec la jambe arrière fléchie (genou au ras du sol). Faites 12 fentes alternées.
- Réalisez des fentes alternées avec les mains en appui sur le sol, de chaque côté de la jambe avant. Faites 12 fentes alternées.

CERCLES DE LA JAMBE

Pour raffermir les fessiers.

L'exercice

À quatre pattes, tête baissée et dos plat, en appui sur les avant-bras. Élevez une jambe en arrière et faites des cercles d'assez grande amplitude. Travaillez lentement.

Respiration

Inspirez par le nez lorsque la jambe s'abaisse et expirez par la bouche lorsqu'elle s'élève.

Répétition

Pour chaque jambe, faites 12 cercles dans un sens, puis 12 cercles dans l'autre.

Les conseils du coach

- Faites des cercles d'amplitude constante.
- Bougez le dos le moins possible.

Plus facile

Fléchissez légèrement la jambe active.

Deux variantes

- Alternez 1 cercle dans un sens et 1 cercle dans l'autre. Faites ainsi 20 cercles alternés pour chaque jambe.
- Alternez 1 cercle avec la jambe tendue en arrière et 1 cercle avec la jambe tendue sur le côté. Pour chaque jambe, faites 12 cercles alternés dans un sens puis dans l'autre.

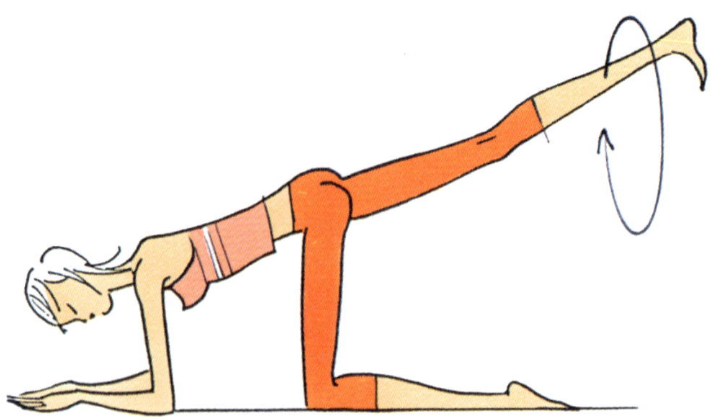

RAPPROCHÉS DES JAMBES ET DU BUSTE

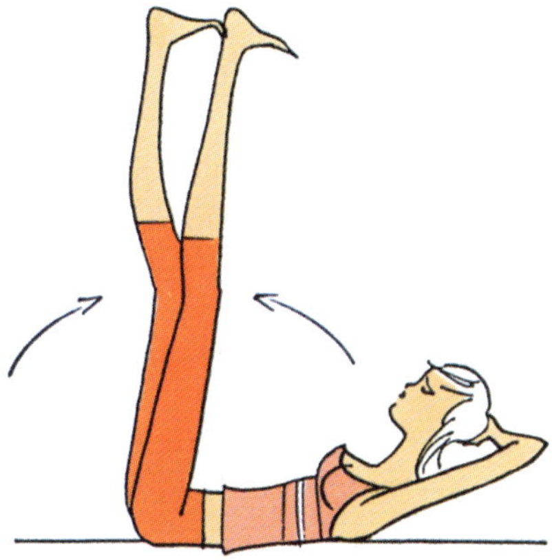

Pour renforcer les abdominaux.

L'exercice

Allongée sur le dos, mains entrelacées derrière la nuque, jambes tendues à la verticale, pieds en flexion, les orteils d'un pied touchant le talon de l'autre. Ramenez simultanément le buste et les jambes l'un vers l'autre. Travaillez à votre rythme.

Respiration

Inspirez par le nez en éloignant le buste et les jambes, expirez par la bouche en les rapprochant.

Répétition

Faites 15 ramenés buste-jambe avec le pied gauche devant, puis 15 avec le pied droit devant.

Les conseils du coach

- Ne fléchissez pas les jambes.
- Ne décollez pas les pieds l'un de l'autre.
- Ne tirez pas sur la nuque avec les mains et pensez à bien étirer les coudes en arrière.
- Ne descendez pas les jambes trop bas pour éviter les cambrures lombaires.
- Fixez un point au plafond pour conserver la nuque dans le prolongement du corps, sans la fléchir.

Deux variantes

- Alternez 1 ramené buste-jambes vers la droite et 1 ramené vers la gauche. Faites ainsi 16 ramenés alternés.
- Alternez 1 grand ramené buste-jambes et 1 petit. Faites ainsi 20 ramenés alternés.

Pendant la grossesse

N'hésitez pas à montrer à votre médecin traitant les techniques de ce programme. Elles sont sans risque et permettent à une future maman d'éviter les petits maux tels les jambes lourdes, certains maux de dos, les raideurs articulaires, les sensations d'ankylose, etc. Les techniques qui vous sont proposées ont été sélectionnées pour leur complémentarité, leur facilité de réalisation et le fait qu'elles ne sont pas fatigantes. Vous devez vous sentir détendue, souple et dynamique après leur réalisation. Une réflextion pratique : pas besoin de s'habiller avec des baskets et un survêtement pour les réaliser. Un pyjama ample et un peu élastique et une moquette suffisent.

Rester tonique

La grossesse n'empêche pas de continuer une activité physique et d'exercer certaines parties du corps pour conserver sa tonicité et améliorer la tenue des muscles, qui seront très sollicités durant les derniers mois. Un entraînement régulier fait aussi du bien au moral et pourra vous aider à mieux récupérer après l'accouchement.

Comment vous entraîner ?

Nous vous proposons sept programmes portant sur sept zones différentes : le dos, les bras, la poitrine, les fessiers, les jambes, les chevilles et la nuque. Chaque programme dure environ 8 minutes. Vous pouvez en choisir un ou plusieurs (selon le temps dont vous disposez). L'important étant d'exercer chaque partie du corps à tour de rôle et de programmer trois séances par semaine, un jour sur deux. Vous pouvez aussi opter pour un programme permettant de travailler à chaque séance chaque partie du corps, comme l'entraînement que nous vous proposons en pages 52-57.

Un programme adapté

Toutes les techniques de ce chapitre sont à réaliser en position assise ou au sol afin d'éviter la fatigue de la position debout et de mauvaises positions du dos. Certains médecins déconseillent la pratique de la culture physique dès le premier mois de grossesse et ils ont raison si la future mère présente des problèmes de santé, mais cela est un peu excessif pour une femme en pleine forme. Car il ne s'agit pas de pratiquer n'importe quel exercice, mais seulement des techniques ne présentant aucun danger. Une femme enceinte peut ainsi assouplir son cou et ses bras si elle travaille assise. En revanche, notre programme ne prévoit aucun exercice pour les muscles abdominaux car il serait dangereux de les conseiller dans un guide pratique qui ne peut pas prendre en compte les cas individuels.

Les conseils du coach

- Exercez-vous dans une tenue confortable, qui ne vous serre pas sans être trop large.
- Prévoyez des chaussettes pour éviter d'avoir froid aux pieds.
- N'hésitez pas à soulager votre dos ou votre nuque par des petits coussins quand vous pratiquez allongée au sol.
- Respectez le nombre de répétitions conseillé pour chaque exercice. Vous pouvez en faire un peu plus si vous êtes en forme, mais pas moins (sinon, votre travail perd toute son efficacité).
- Évitez de sauter une séance ou bien rattrapez-vous le lendemain. Si vous êtes vraiment fatiguée, faites moins de répétitions.

Programme 1 : pour le dos

Votre colonne vertébrale se compose de 33 à 35 vertèbres (7 cervicales, 12 dorsales, 5 lombaires, 5 sacrées soudées entre elles, 4 à 6 coccygiennes soudées entre elles). Elle doit être

Ce qui est mauvais pour le dos

- Les sports qui font travailler le dos de façon asymétrique.
- Les longues périodes d'immobilité, par exemple une séance prolongée devant l'ordinateur.
- Porter des charges trop lourdes.
- Supprimer les exercices d'assouplissement ou de stretching pour le dos après un sport qui a tendance à raidir, comme la course ou le tennis.

tout aussi entretenue et préservée que la masse musculaire dorsale. Il importe de conserver tout cet ensemble en parfait état durant neuf mois car le poids du bébé et l'augmentation de votre propre masse augmentent les tensions infligées à cette partie du corps. Essayez de commencer vos exercices pour le dos dès le début de la grossesse pour vous éviter des crises douloureuses dans les dernières semaines qui précèdent l'accouchement.

Pour préserver votre dos

- Tenez-vous le plus droite possible.
- Étirez-vous souvent dans la journée, surtout pendant les longs trajets en voiture.
- Renforcez votre dos en pratiquant régulièrement les exercices de ce chapitre.
- Tenez votre dos au chaud et faites-le masser de temps en temps.
- Continuez les exercices de ce chapitre trois mois après l'accouchement pour que la colonne vertébrale soit bien maintenue en équilibre entre les muscles dorsaux et les muscles abdominaux.

Programme 2 : pour les bras

Vous pouvez exercer vos bras sans appréhension car il convient de les rendre résistants pour porter votre bébé. En effet, plus vos bras seront solides, moins votre dos sera sollicité quand vous porterez votre nouveau-né, en promenade ou pendant la tétée. Et si vous avez plus de 35 ans, il convient de penser à un raffermissement préventif.

Si vous voulez exercer vos bras seuls, n'utilisez ni poids ni élastique : pour employer ces éléments durant la grossesse, il est nécessaire de le faire sous le contrôle d'un professionnel (dans le cadre de cours particuliers par exemple) pour éviter des microtraumatismes articulaires ou musculaires. Une femme enceinte qui exerce une activité professionnelle est souvent fatiguée, donc plus fragile et plus sujette à faire un mauvais geste.

Pour avoir des bras galbés

- Pratiquez régulièrement les exercices de ce programme.
- Étirez régulièrement vos bras, plusieurs fois par jour, pour leur conserver toute leur souplesse.
- Contractez les muscles des bras et des avant-bras pendant 6 secondes puis relâchez-les. À faire au moins quatre fois par jour.
- Efforcez-vous de faire travailler autant le bras gauche que le bras droit.
- Massez tous les jours le dessous des bras avec une crème nourrissante et raffermissante.

Programme 3 : pour les seins

Dès le début de la grossesse, votre poitrine va prendre du volume. Il vous faut dès maintenant en prendre soin et penser à l'après-allaitement. Jouez la carte de la prévention pour pallier un éventuel relâchement des seins. En pratiquant régulièrement des exercices de gymnastique pour le buste, vous activez les muscles de la paroi antéro-latérale du thorax, ce qui les aide à rester fermes et toniques. Plus encore que

Les seins après la grossesse

Après l'accouchement ou l'allaitement, vos seins devraient reprendre leur volume d'origine mais il convient de continuer à prendre soin d'eux. Vous devez entre autres éviter:
- les bains chauds prolongés ;
- une alimentation insuffisamment protéinée ;
- de croiser les bras sur le buste ;
- de soulever ou de transporter des charges, même plutôt légères ou peu volumineuses ;
- les sports violents ;
- les longues séances au soleil ;

Si vos seins sont vraiment trop relâchés, pensez à la chirurgie esthétique qui donne d'excellents résultats. La ptôse mammaire est corrigée sous anesthésie générale et s'effectue avec ou sans implant. C'est le chirurgien qui vous indiquera le moment le plus favorable. Tenez-en compte, surtout si vous avez allaité ou si vous êtes très fatiguée.

l'allaitement, c'est la grossesse qui abîme les seins et il convient de s'en préoccuper très vite.

Pour prendre soin de vos seins

- Tenez-vous droite le plus souvent possible en prenant soin d'étirer la tête vers le haut et les épaules en arrière.
- Portez toujours un très bon soutien-gorge et achetez-en un renforcé si vos seins prennent beaucoup de volume pendant la grossesse. Prévoyez un soutien-gorge spécial sport pour vos activités physiques.
- Essayez de doucher vos seins à l'eau froide.
- Entretenez vos seins à l'aide d'une huile ou d'une crème pour le corps (surtout si la peau est très fine).
- Pratiquez régulièrement les exercices de ce programme pour avoir un support musculaire tonique (ce qui joue sur l'aspect de la poitrine).
- Pensez au stretching ou au dos crawlé. Pratiqués régulièrement et sans forcer, ils sont excellents pour votre poitrine et votre dos.
- Préparez l'allaitement avec une sage-femme qui vous aidera à faire les bons gestes pour réduire les dommages occasionnés aux seins.

Programme 4 : pour les fessiers

Beaucoup de femmes se plaignent d'un relâchement des fessiers après l'accouchement. Pour éviter ce désagrément, pratiquez des exercices adaptés durant toute la grossesse, mais en prenant soin de ne pas pratiquer n'importe quelle technique (certaines sont conçues pour renforcer les muscles du bas, d'autres ceux du haut). Le programme que nous vous proposons permet de faire travailler l'ensemble des muscles fessiers, ce qui crée une amélioration générale des hanches.

Pour muscler vos fessiers

- Marchez régulièrement.
- Même quand vous êtes immobile, contractez vos fessiers plusieurs fois par jour pendant au moins 6 secondes, puis relâchez les muscles.
- Massez-vous régulièrement avec des crèmes raffermissantes.
- Évitez les pantalons trop serrés à la taille et portez des collants de contentions.
- Pour améliorer la circulation du sang, portez des chaussons spéciaux qui agissent légèrement sur la cellulite et aident à tonifier les muscles du bas du corps.
- Évitez de rester trop longtemps immobile.
- Prenez garde de ne pas manger des aliments trop riches en graisses ou en sucres.

Programme 5 : pour les jambes

Pendant la grossesse, les jambes ont tendance à gonfler. La fatigue aidant, vous pouvez être tentée de ne plus bouger mais c'est le contraire qu'il faut faire. Marchez souvent et activez vos jambes avec des exercices adaptés.

Pour soulager vos jambes

• Surélevez-les le plus souvent possible (pensez aussi à les placer un peu en hauteur quand vous dormez en glissant par exemple un coussin dessous).

• Portez des chaussettes ou des collants de contention, en particulier pour les longs voyages et les stations debout prolongées. Évitez d'une façon générale tous les vêtements qui serrent.

• Faites-vous prescrire des drainages lymphatiques ou massez vos jambes avec une huile pour le corps, au moins 4 minutes tous les jours, en partant de la cheville pour remonter doucement jusqu'en haut des cuisses.

• Appliquez dès le matin une crème pour jambes lourdes, surtout en été.

Programme 6 : pour les chevilles

Les chevilles ont tendance à gonfler pendant la grossesse. Il importe donc d'en prendre soin et de ne pas les laisser s'ankyloser. À la fin de la grossesse, on se fatigue plus vite et on a plus de mal à se déplacer. On marche moins et surtout moins vite, et les chevilles sont donc plus inactives. Des exercices adaptés vous aideront à les garder souples et toniques. Il est aussi conseillé, dans certains cas, de porter à la maison des sandales ou des chaussures équipées d'une voûte plantaire pour soulager les chevilles, les jambes, mais aussi le dos.

Ce qui fait mal aux jambes

• les longues expositions au soleil ;
• les bas qui tiennent tout seuls (l'élastique empêche le sang de circuler correctement) ;
• les bottes ou les chaussettes qui serrent les mollets ;
• les chaussures aux talons trop hauts ou dont la semelle n'est pas adaptée à votre voûte plantaire ;
• les longues stations debout ;
• les bains chauds, le sauna ou le hammam ;
• les épilations à la cire chaude ;
• une alimentation trop riche en graisses ou trop épicée ;
• boire trop de café.

Programme 7 : pour la nuque

La nuque est une région très sensible qui demande à être traitée avec délicatesse. Des mauvais mouvements peuvent en effet occasionner des maux de tête ou accentuer un état arthrosique. Au quotidien, veillez aussi à éviter les courants d'air frais, les sports qui peuvent occasionner des chutes, les oreillers trop épais ou les matelas trop mous, les postures qui contractent la nuque…

Entraînement global

Si vous préférez travailler en une seule séance toutes les parties du corps (sauf les abdominaux), faites l'entraînement que nous vous proposons après les programmes spécifiques. Tous les exercices choisis ont été testés par des femmes enceintes dans le cadre de cours collectifs spécifiques. Ils sont à réaliser en position assise ou allongée.

Pour chaque séance

Si vous manquez de souplesse ou pour vous mettre en route, vous pouvez débuter la séance par quelques exercices de stretching (pages 58-63). Pensez aussi à terminer la séance par un retour au calme progressif avec des exercices de relaxation (pages 64-69).

TOUCHÉS DES MAINS AU-DESSUS DE LA TÊTE

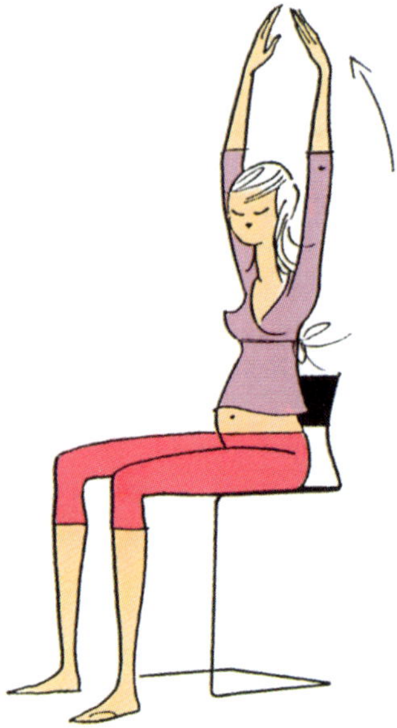

L'exercice

Assise sur une chaise, jambes écartées, tête levée. Rapprochez vos bras au-dessus de votre tête, puis dans le dos, en gardant les bras tendus au maximum de vos possibilités. Travaillez à votre rythme.

Respiration

Inspirez par le nez et expirez par la bouche très lentement.

Répétition

Faites 20 touchés alternés à votre rythme.

Le conseil du coach

Conservez le dos le plus droit possible.

GRANDS CERCLES DISSOCIÉS DES BRAS

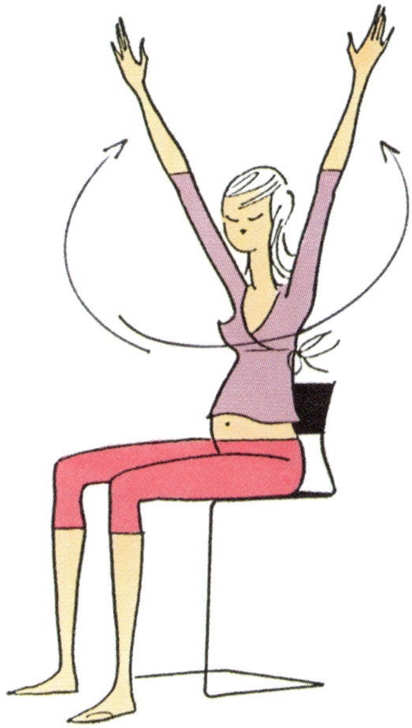

L'exercice

Assise, jambes écartées et tête levée, les bras bien tendus, faites des cercles les plus grands possible devant vous en croisant les bras. Travaillez sur un rythme lent.

Respiration

Inspirez par le nez quand les bras redescendent et expirez par la bouche quand ils s'élèvent.

Répétition

Faites 10 cercles dissociés dans un sens et 10 cercles dissociés dans l'autre.

Le conseil du coach

Étirez au maximum les épaules vers l'arrière.

PASSAGES LATÉRAUX DES BRAS TENDUS

L'exercice

Allongée sur le dos, tête et bassin au repos sur un coussin peu épais, jambes repliées, bras tendus le long du corps. Étirez ces derniers en arrière pour qu'ils se trouvent dans le prolongement du corps, puis ramenez-les à la position initiale. Travaillez à votre rythme.

Respiration

Inspirez par le nez en redescendant les bras et expirez par la bouche en les remontant.

Répétition

Faites 20 allers-retours des bras sur le côté.

Les conseils du coach

- Conservez en permanence les bras les plus tendus possible et à 3 cm du sol environ.
- Ayez toujours la région lombaire en contact avec le sol.
- Étirez les bras au maximum quand ils se retrouvent dans le prolongement du corps.

Plus difficile

Pour optimiser cette technique, vous pouvez soit serrer très fort vos poings, et en permanence, soit tenir un lest de 0,5 kg ou un petit livre dans chaque main.

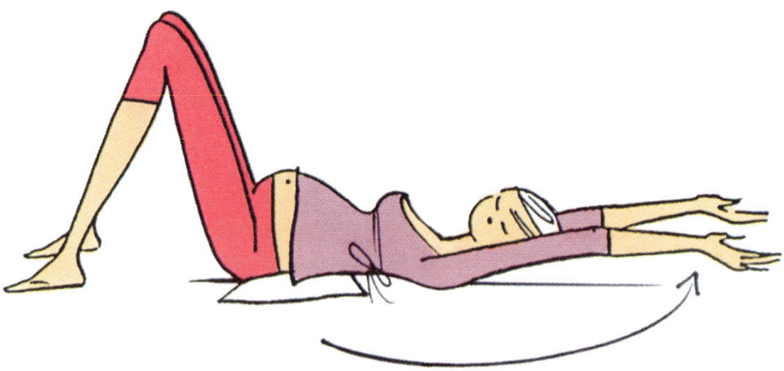

RAMENÉS VERTICAUX DES BRAS TENDUS

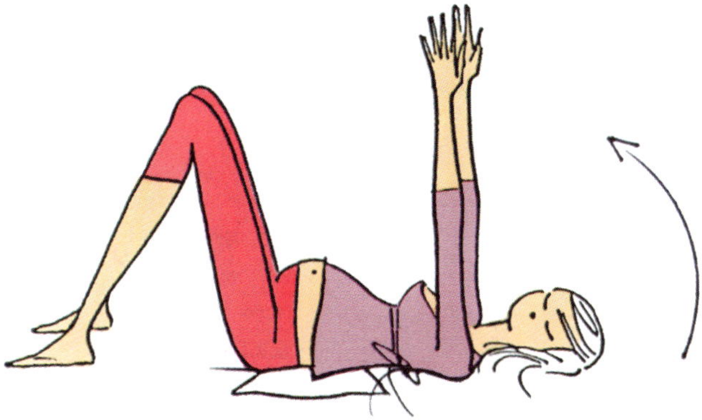

L'exercice

Allongée sur le dos, jambes fléchies et écartées, pieds parallèles, tête et bassin en appui sur un coussin. Placez les bras tendus et bien parallèles dans le prolongement du corps, sur le sol, puis ramenez-les à la verticale.

Respiration

Inspirez par le nez en descendant les bras et expirez par la bouche en les élevant.

Répétition

Faites 20 élévations des bras à votre rythme.

Les conseils du coach

- Conservez les bras tendus au maximum.
- Gardez la région lombaire bien plaquée contre le sol.
- N'oubliez pas d'étirer au maximum les bras lorsqu'ils se trouvent dans le prolongement du corps.

Plus difficile

Pour optimiser cette technique, vous pouvez soit serrer très fort vos poings en permanence, soit tenir un lest de 0,5 kg ou un petit livre dans chaque main.

ÉCARTS DE BRAS EN AVANT

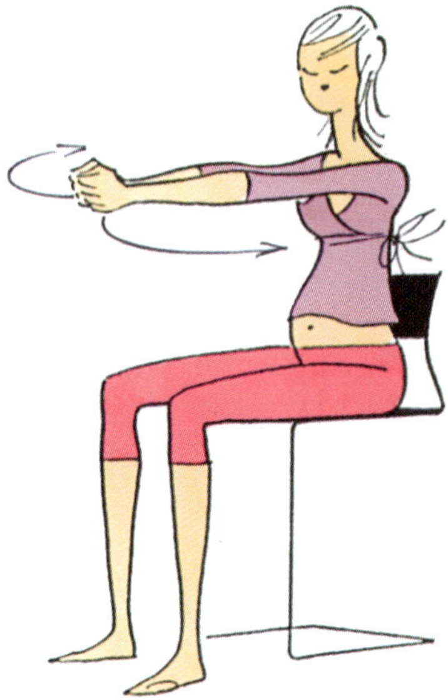

L'exercice

Assise, tête levée, jambes écartées, bras tendus devant vous avec les poings serrés. Serrez et écartez au maximum les bras tendus devant vous. Travaillez à un rythme lent.

Respiration

Inspirez par le nez en les rapprochant et expirez par la bouche en les écartant.

Répétition

Faites 20 écartés.

Les conseils du coach

- Conservez toujours les bras bien parallèles au sol.
- Gardez le dos droit.
- Veuillez à étirer au maximum les épaules en arrière.

PETITS CERCLES LATÉRAUX DES BRAS

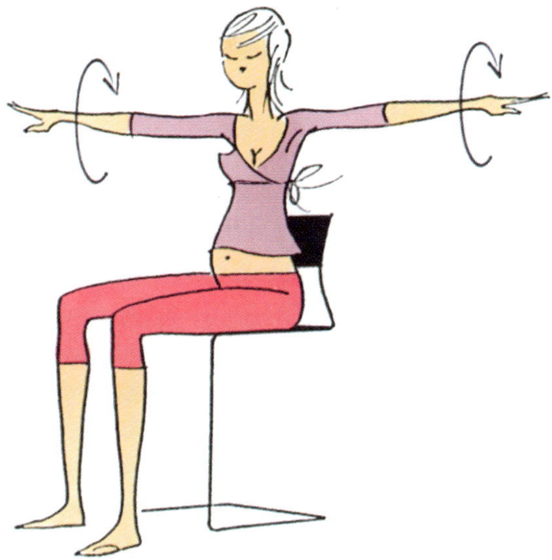

L'exercice

Assise, dos droit et tête levée, jambes écartées avec les pieds parallèles. Bras en croix, réalisez des petits cercles latéraux des bras. Travaillez à un rythme lent.

Respiration

Inspirez par le nez et expirez par la bouche le plus lentement possible.

Répétition

Faites 15 cercles dans un sens et 15 cercles dans l'autre.

Les conseils du coach

- Conservez les épaules étirées au maximum en arrière.
- Gardez les bras un peu plus hauts que la parallèle au sol.

ÉLÉVATIONS DES BRAS

L'exercice
Assise, jambes écartées, dos droit et tête levée, les bras tendus devant vous et bien parallèles. Élevez simultanément les bras tendus de bas en haut avant de les rabaisser. Travaillez à un rythme lent.

Respiration
Inspirez par le nez lorsque les bras redescendent et expirez par la bouche lorsqu'ils s'élèvent.

Répétition
Faites 20 élévations.

Les conseils du coach
• Quand les bras sont en bas, essayez de les lever le plus haut possible vers l'arrière du dos.
• Étirez au maximum les épaules en arrière quand les bras sont en haut.

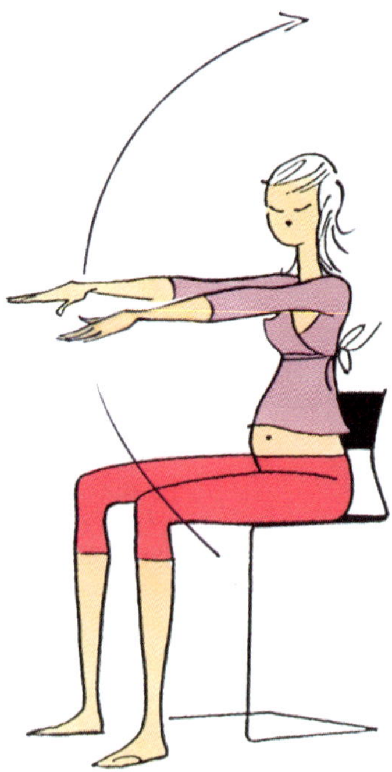

CROISÉS DE BRAS

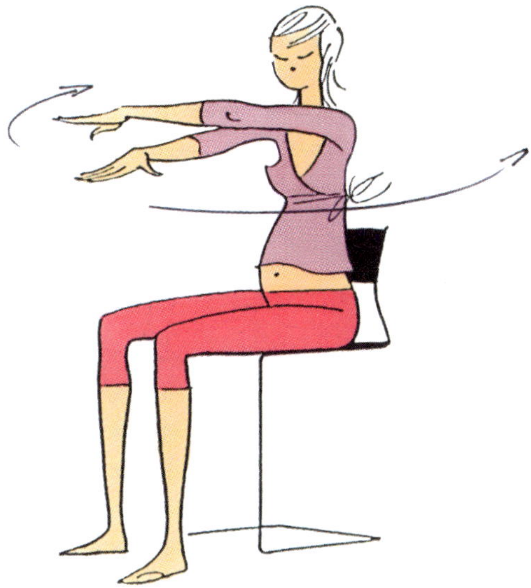

L'exercice

Assise, jambes écartées et pieds parallèles, tête levée et dos droit. Croisez au maximum les bras tendus devant vous et étirez-les le plus possible vers l'arrière. Travaillez à votre rythme.

Respiration

Inspirez par le nez en croisant les bras et expirez par la bouche en les étirant à l'arrière.

Répétition

Faites 20 croisés des bras à un rythme lent.

Le conseil du coach

Étirez les bras au maximum vers l'arrière en les conservant bien parallèles au sol.

Plus difficile

Pour optimiser la technique, vous pouvez serrer les poings.

RAMENÉS DES BRAS FLÉCHIS

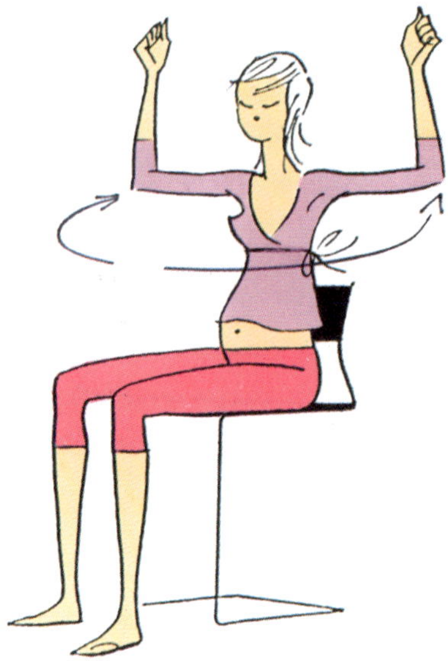

L'exercice

Assise, jambes écartées, tête levée et dos droit. Mettez les bras fléchis en équerre bien parallèles au sol, les poings serrés, ramenez les bras toujours fléchis devant vous puis écartez-les. Travaillez à un rythme lent.

Respiration

Inspirez par le nez en écartant les bras et expirez par la bouche en les rapprochant.

Répétition

Faites 20 ramenés des bras.

Les conseils du coach

• Les avant-bras doivent se toucher devant vous.
• Gardez les bras bien parallèles au sol.
• Veillez à faire se toucher les omoplates quand les bras sont étirés vers l'arrière.

ÉLÉVATION DES AVANT-BRAS COLLÉS

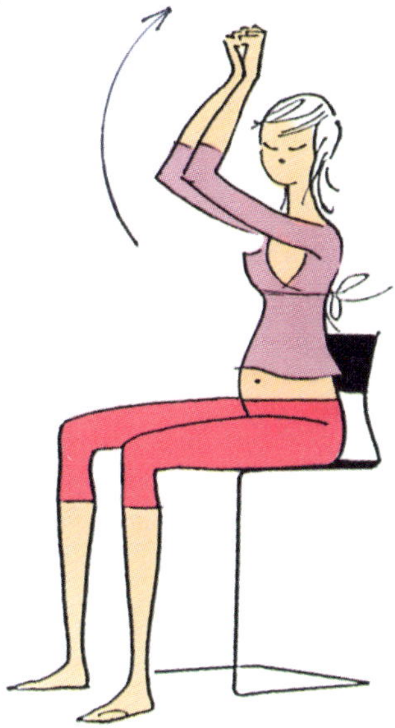

L'exercice

Assise, jambes écartées, dos droit et tête levée, mains jointes, avant-bras bien collés devant vous. Élevez le plus haut possible les avant-bras. Travaillez très lentement.

Respiration

Inspirez par le nez et expirez par la bouche le plus lentement possible.

Répétition

Faites 20 petites élévations.

Les conseils du coach

- Les coudes doivent rester bien collés.
- Ne vous penchez pas vers l'avant.

ÉLÉVATION DES BRAS FLÉCHIS VERS L'ARRIÈRE

L'exercice

Assise, jambes écartées, dos droit et tête levée. Entrelacez les doigts et rapprochez les coudes (sans les coller), puis repoussez vos bras fléchis le plus loin possible derrière la tête ; ramenez-les ensuite devant vous avant de recommencer. Travaillez à votre rythme.

Respiration

Inspirez par le nez en redescendant les bras et expirez par la bouche en les remontant.

Répétition

Faites 20 élévations.

Les conseils du coach

- Ne redescendez pas les avant-bras en dessous de la parallèle au sol.
- Étirez-les au maximum en arrière.

Plus difficile

Vous pouvez également tenir un poids de 0,5 kg ou de 1 kg ou un livre entre les mains pour réaliser cet exercice.

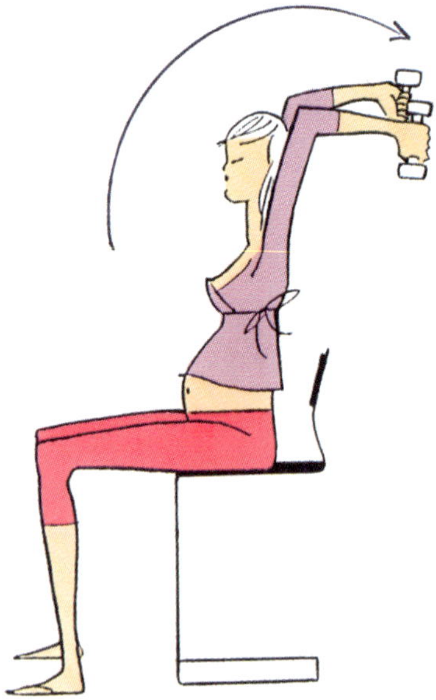

CERCLES DES BRAS

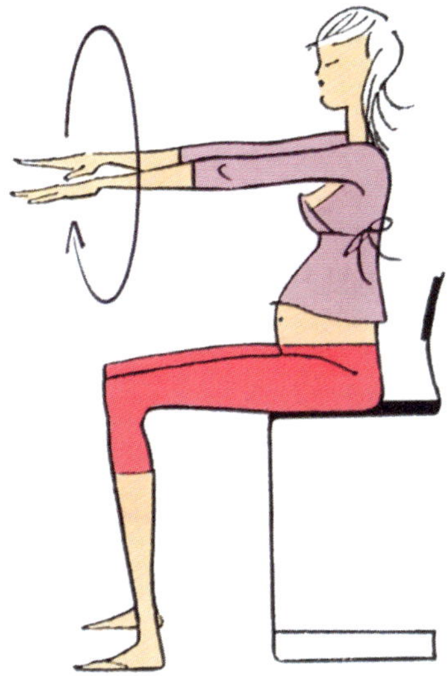

L'exercice

Assise, jambes écartées, tête levée et dos droit. Réalisez des cercles de moyenne amplitude avec les bras tendus devant vous (sans les croiser). Les bras restent parallèles entre eux en permanence. Travaillez à un rythme lent.

Respiration

Inspirez par le nez et expirez par la bouche lentement.

Répétition

Faites 15 cercles dans un sens et 15 cercles dans l'autre sens.

Le conseil du coach

Conservez les bras plus ou moins au-dessus de la parallèle au sol.

CERCLES DE LA JAMBE SUPÉRIEURE

L'exercice

En position allongée sur le côté, dos droit, tête décontractée en appui sur le bras plié ou tendu. Ramenez les jambes tendues à angle droit avec le corps et réalisez de petits cercles de la jambe supérieure à 40 cm environ du sol environ. Travaillez lentement.

Respiration

Inspirez par le nez et expirez par la bouche le plus lentement possible.

Répétition

Faites 15 cercles dans un sens et 15 cercles dans l'autre de la jambe supérieure, puis changez de côté.

Les conseils du coach

• Ne fléchissez pas la jambe active et ne la laissez pas trop redescendre.
• Faites des cercles d'amplitude identique.
• Maintenez le pied actif en flexion et bien orienté vers le bas.

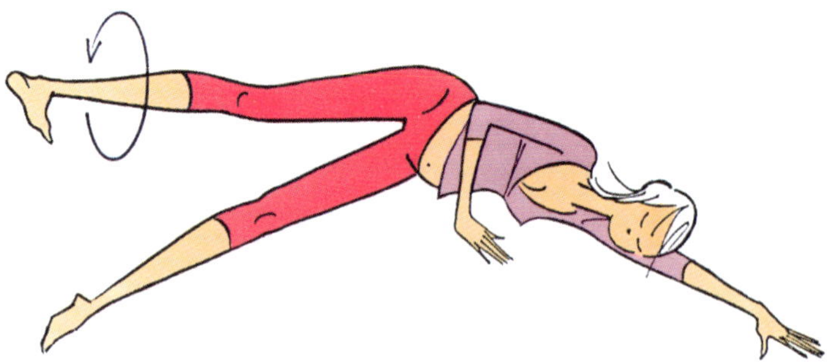

DÉPLACEMENTS DE JAMBE À L'HORIZONTALE

L'exercice

Allongée sur le côté, dos droit, tête décontractée en appui sur un bras, l'autre bras fléchi devant vous. Ramenez les jambes tendues à angle droit avec le corps. Soulevez la jambe supérieure de 40 cm environ et déplacez-la parallèlement au sol, en gardant le pied actif en flexion et dirigé vers le bas. Travaillez lentement.

Respiration

Inspirez par le nez et expirez par la bouche le plus lentement possible.

Répétition

Faites 20 déplacements de la jambe supérieure de chaque côté.

Les conseils du coach

- Gardez la jambe supérieure toujours à la même distance du sol.
- Ne tirez pas trop la jambe active en arrière.
- Maintenez le pied actif en flexion et bien orienté vers le bas.

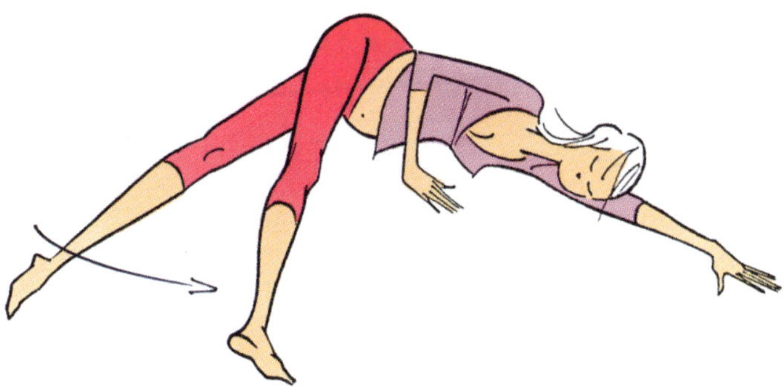

PETITES ÉLÉVATIONS DE JAMBE

L'exercice

En position allongée sur le côté, dos droit, tête décontractée en appui sur le bras plié ou tendu. Tendez bien les jambes et ramenez-les à angle droit avec le corps. Faites des petites élévations de la jambe supérieure à environ 40 cm du sol, puis changez de côté. Travaillez à votre rythme.

Respiration

Inspirez par le nez et expirez par la bouche le plus lentement possible.

Répétition

Faites 20 élévations de chaque jambe.

Les conseils du coach

- Gardez le pied actif en flexion et dirigé vers le bas.
- Faites des élévations d'amplitude identique.

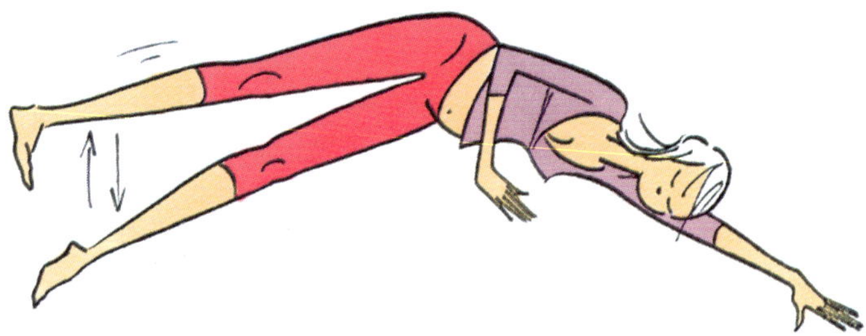

DESSINER DES « HUIT » AVEC LA JAMBE SUPÉRIEURE

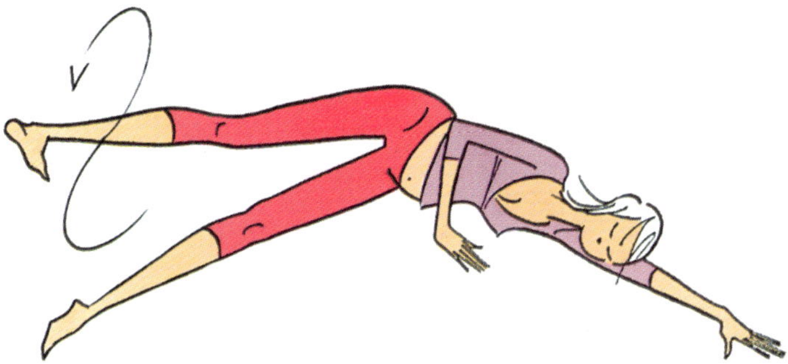

L'exercice

En position allongée sur le côté, dos droit, tête décontractée en appui sur le bras plié ou tendu, jambes tendues à angle droit avec le buste. Dessinez avec la jambe supérieure des « huit » de grande amplitude, en la maintenant en extension maximale. Travaillez à votre rythme.

Respiration

Inspirez par le nez et expirez par la bouche le plus lentement possible.

Répétition

Pour chaque jambe, faites 10 « huit » dans un sens, puis 10 « huit » dans l'autre.

Les conseils du coach

- Ne fléchissez pas la jambe active et essayez de la garder le plus possible à angle droit avec le corps.
- Veillez à garder le pied actif en flexion.
- Faites des mouvements d'assez grande amplitude.

RAPPROCHÉS ET ÉCARTÉS DES JAMBES TENDUES

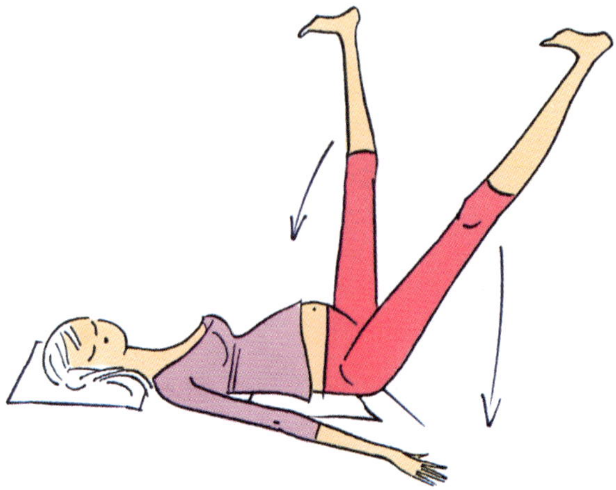

L'exercice
Allongée sur le dos, les bras le long du corps, les jambes tendues à la verticale, en appui contre un mur, un petit coussin sous la nuque et un sous les hanches. Écartez les jambes au maximum, puis rapprochez-les. Travaillez à votre rythme.

Respiration
Inspirez par le nez en écartant les jambes et expirez par la bouche en les resserrant.

Répétition
Faites 30 écartés des jambes.

Le conseil du coach
Veillez à garder les jambes bien tendues et à les plaquer contre le mur.

RAMENÉS D'UNE JAMBE VERS LE BUSTE

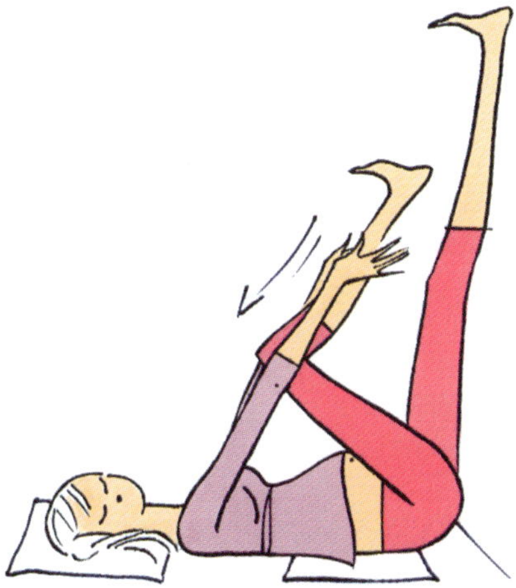

L'exercice

Allongée sur le dos, jambes tendues à la verticale contre un mur, un petit coussin sous la nuque et un sous les hanches. En travaillant le plus lentement possible, ramenez une jambe semi-fléchie ou tendue vers vous et activez la circulation sanguine en entourant la cheville avec les mains et en laissant glisser celles-ci jusqu'à mi-cuisses.

Respiration

Entraînez-vous à inspirer par le nez et à expirer par la bouche le plus lentement possible.

Répétition

Faites 6 massages glissés de la cheville vers la cuisse pour chaque jambe.

Les conseils du coach

• Travaillez toujours en douceur et progressivement, sans procéder par à-coups.
• Gardez les pieds souples.

EXTENSIONS VERTICALES DES JAMBES

L'exercice

Allongée sur le dos, les bras le long du corps, les jambes tendues à la verticale en appui contre un mur, tête décontractée, un petit coussin sous la nuque et un sous les hanches. Faites une extension maximale d'une jambe vers le haut, puis de l'autre (au moins 4 secondes chacune). Travaillez à un rythme lent.

Respiration

Inspirez par le nez en descendant la jambe et expirez par la bouche en la tendant au maximum.

Répétition

Faites 10 extensions alternées pour chaque jambe.

Les conseils du coach

- Gardez les deux jambes en contact avec le mur.
- Placez un coussin sous la tête et un autre sous le bassin pour améliorer la circulation.
- Vous pouvez laisser glisser les mains lentement de chaque côté de la jambe en extension pour améliorer la circulation du sang.

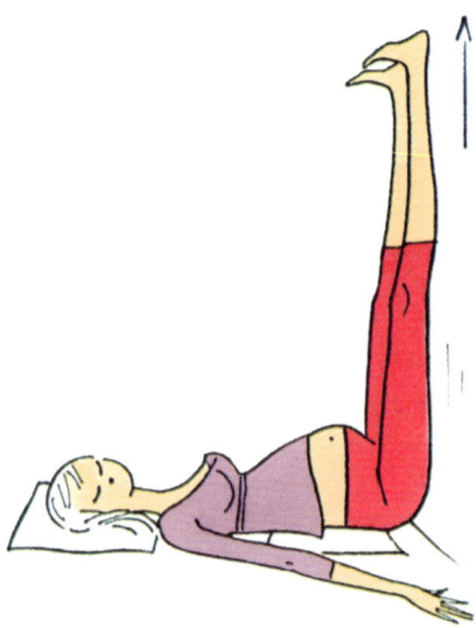

EXTENSIONS LATÉRALES DES JAMBES

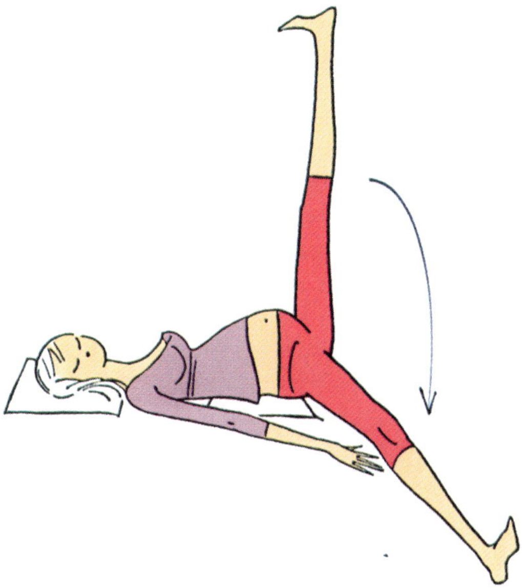

L'exercice

Allongée sur le dos, la tête décontractée en repos sur un coussin, le bassin posé sur un autre coussin, le dos bien droit, les bras le long du corps, jambes tendues en appui contre le mur. Étirez progressivement pendant 8 secondes une jambe vers le sol, en la gardant bien tendue, puis changez de côté. Décontractez-vous au maximum pendant 10 secondes entre chaque étirement. Travaillez à un rythme lent.

Répétition

Faites 10 extensions alternées pour chaque jambe.

Respiration

Inspirez par le nez et expirez par la bouche le plus lentement possible.

Les conseils du coach

- Ne cambrez surtout pas le bas du dos.
- Maintenez les pieds en flexion pour optimiser l'étirement.
- Ne choisissez pas une surface trop souple ou un sol froid.
- Préférez conserver la jambe tendue sans toucher le sol, plutôt que fléchie en touchant le sol.

ROTATIONS DES CHEVILLES

L'exercice

Assise sur une chaise, dos droit et tête levée, les jambes tendues mais décontractées et légèrement écartées devant vous, sur un appui (une autre chaise ou un canapé, par exemple). Faites des rotations très lentes des chevilles, une jambe après l'autre, sans décoller les jambes du support.

Respiration

Inspirez par le nez et expirez par la bouche le plus lentement possible.

Répétition

Faites 20 cercles dans un sens, puis 20 dans l'autre pour chaque jambe.

Le conseil du coach

Faites des mouvements bien amples de la cheville sur un rythme constant.

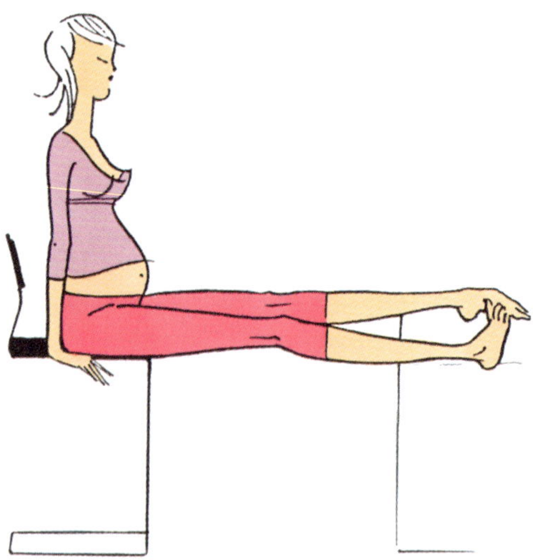

MOUVEMENTS VERS L'INTÉRIEUR ET L'EXTÉRIEUR DES PIEDS

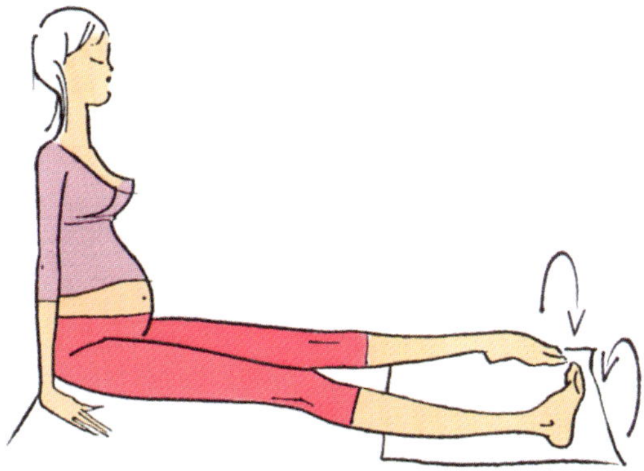

L'exercice

Assise sur le sol, dos droit appuyé contre un mur, épaules en arrière, jambes en extension maximale et modérément écartées devant vous, faites des petits mouvements des pieds de l'extérieur vers l'intérieur et inversement sans bouger les jambes.

Respiration

Inspirez par le nez et expirez par la bouche le plus lentement possible.

Répétition

Faites 20 mouvements.

Les conseils du coach

- Maintenez les pieds en flexion pendant toute la durée de l'exercice.
- Vous pouvez surélever vos jambes avec un coussin ou une couverture pliée.

FLEXIONS MAXIMALES DES PIEDS

L'exercice

Assise sur le sol (adossée à un mur) ou sur une chaise, dos droit et tête levée, une jambe fléchie et l'autre tendue (ou semi-fléchie si vous ne parvenez pas à la tendre complètement). Élevez la jambe tendue devant vous et passez une écharpe ou une sangle derrière le pied pour le fléchir au maximum.

Respiration

Inspirez par le nez et expirez par la bouche le plus lentement possible.

Répétition

Pour chaque pied, faites 3 flexions maximales d'une durée de 10 secondes chacune.

Les conseils du coach

- Ne placez pas la sangle trop près du talon.
- Utilisez une sangle ou une écharpe assez longue pour éviter de vous pencher vers l'avant, ce qui serait inconfortable pour le ventre.

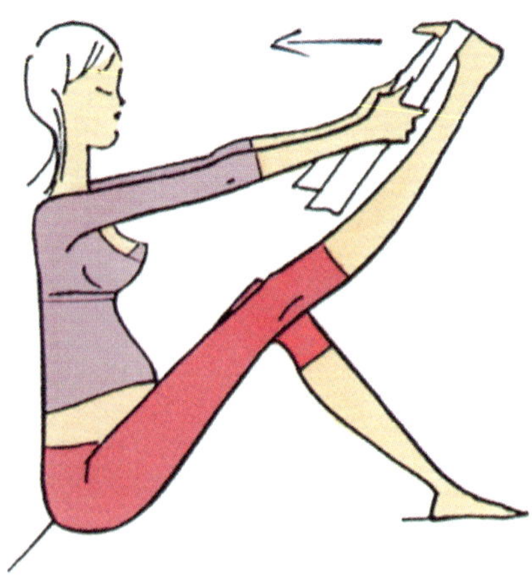

FLEXIONS-EXTENSIONS DES PIEDS

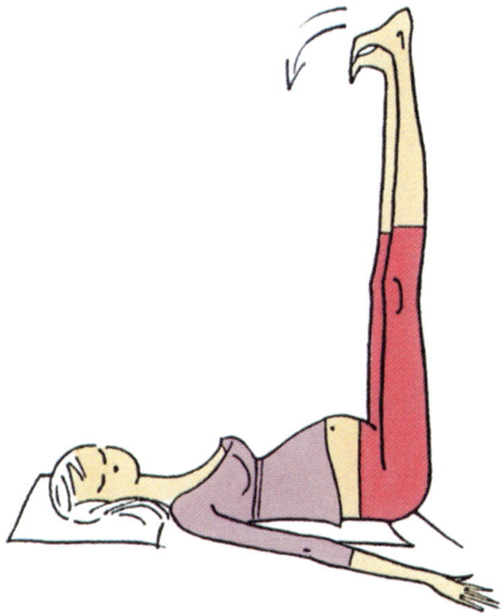

L'exercice

Allongée sur le dos, un coussin sous la nuque et un autre sous les hanches, bras le long du corps, jambes tendues et serrées en appui contre un mur. Pratiquez des flexions et des extensions des pieds. Travaillez à un rythme lent.

Respiration

Respirez le plus lentement possible.

Répétition

Faites 20 flexions-extensions.

Les conseils du coach

- Travaillez en amplitude maximale.
- Pour plus de confort, vous pouvez glisser un coussin sous la tête et un autre sous les hanches.

MOUVEMENTS AVANT-ARRIÈRE DE LA TÊTE

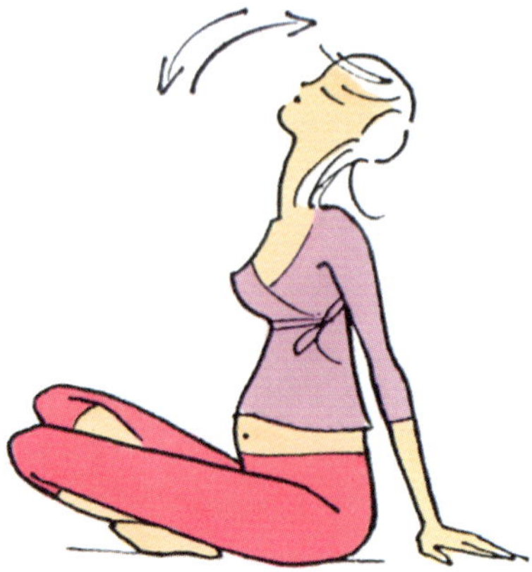

L'exercice

En position assise (au sol ou sur une chaise), dos droit, yeux fermés. Réalisez des mouvements de la tête d'avant en arrière, avec le maximum d'amplitude. Travaillez à un rythme très lent.

Respiration

Inspirez par le nez sur la phase arrière et expirez par la bouche sur la phase avant.

Répétition

Faites 6 mouvements avant-arrière en restant 5 secondes immobile sur chaque phase.

Le conseil du coach

Gardez en permanence la tête relâchée et les épaules décontractées.

INCLINAISONS LATÉRALES DE LA TÊTE

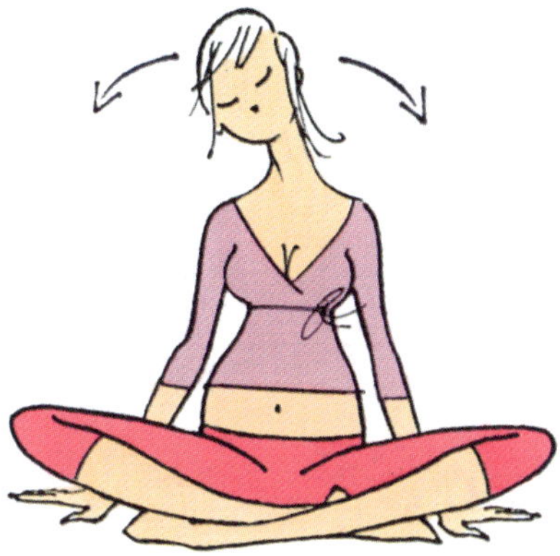

L'exercice
En position assise, dos droit, yeux fermés. Inclinez la tête sur le côté avec le maximum d'amplitude, en restant immobile 6 secondes sur chaque flexion. Travaillez à un rythme très lent.

Respiration
Inspirez par le nez en redressant la tête et expirez par la bouche en l'inclinant.

Répétition
Faites 6 inclinaisons alternées.

Les conseils du coach
- Penchez bien la tête au-dessus de l'épaule mais surtout pas vers l'avant ou vers l'arrière.
- Décontractez les épaules.

ROTATIONS DE LA TÊTE

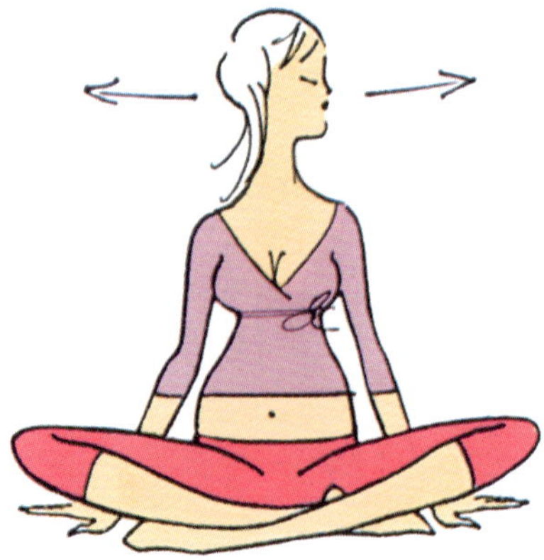

L'exercice

En position assise, dos droit, yeux fermés, faites 6 rotations de la tête de gauche à droite, puis de droite à gauche, en restant 6 secondes sur chaque position maximale. Travaillez à un rythme très lent.

Respiration

Inspirez par le nez quand la tête revient devant et expirez par la bouche pendant les rotations.

Répétition

Faites 6 rotations alternées droite-gauche et gauche-droite.

Les conseils du coach

- Ne démarrez jamais trop violemment.
- Gardez bien le menton parallèle au sol.

CERCLES DU COU

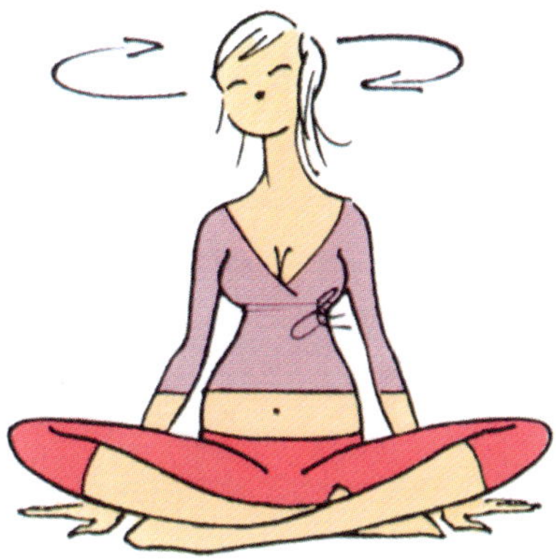

L'exercice

En position assise, dos droit, les yeux clos, réalisez des cercles du cou avec la plus grande amplitude possible. Travaillez à un rythme très lent.

Respiration

Inspirez par le nez quand la tête est vers l'arrière et expirez par la bouche quand elle est vers l'avant.

Répétition

Faites 6 cercles alternées, c'est-à-dire 1 cercle dans un sens et 1 cercle dans l'autre, le tout répété six fois.

Le conseil du coach

Gardez toujours le cou et les épaules assez relâchés pour que les mouvements se fassent en amplitude maximale pendant toute la durée de l'exercice.

DESSINER DES « HUIT » AVEC LES BRAS

Pour raffermir les bras.

L'exercice

Assise sur une chaise, jambes écartées, dos droit et tête levée, épaules en arrière, bras tendus en croix avec les poings serrés. Faites des « huit » de moyenne amplitude dans l'espace. Travaillez à votre rythme.

Respiration

Inspirez par le nez et expirez par la bouche le plus lentement possible.

Répétition

Faites 20 « huit » dans un sens, reposez-vous quelques secondes, puis enchaînez 20 « huit » dans l'autre sens.

Le conseil du coach

Ne descendez pas les bras en dessous de la parallèle au sol.

Plus difficile

Vous pouvez tenir des poids de 0,5 kg ou un petit livre dans chaque main.

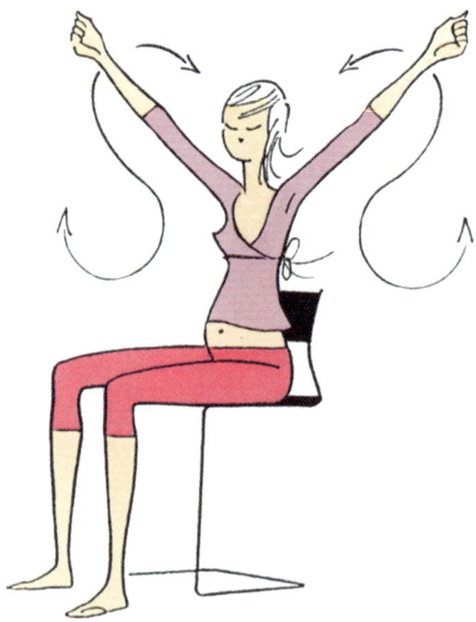

CERCLES ALTERNÉS DES BRAS FLÉCHIS

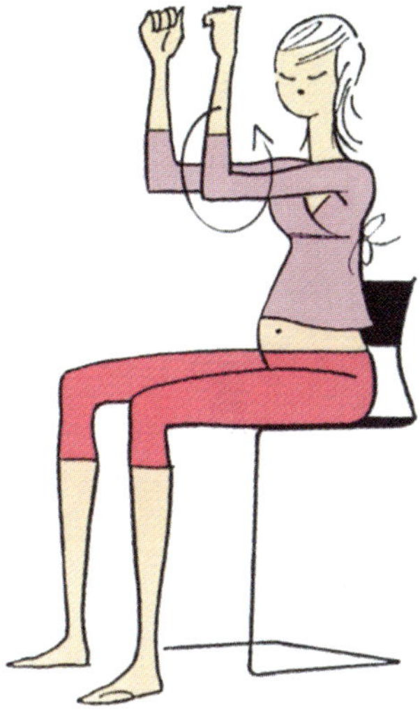

Pour tonifier la poitrine.

L'exercice

Assise sur une chaise, dos droit et tête levée, jambes écartées, fléchissez les bras à l'équerre devant vous, les avant-bras perpendiculaires au sol, les deux bras parallèles. Réalisez un cercle devant vous avec un bras fléchi, puis avec l'autre. Travaillez à votre rythme.

Respiration

Inspirez par le nez et expirez par la bouche lentement.

Répétition

Faites 25 cercles dans un sens et 25 cercles dans l'autre pour chaque bras.

Les conseils du coach

- Faites des cercles d'amplitude moyenne et à un rythme constant.
- Les avant-bras restent constamment perpendiculaires au sol.
- Cet exercice est également conseillé pour faire travailler le haut du dos et le dessous les bras.

Plus difficile

Pour optimiser l'exercice, vous pouvez tenir un poids de 0,5 kg ou un petit livre dans chaque main.

ÉLÉVATIONS LATÉRALES DES BRAS

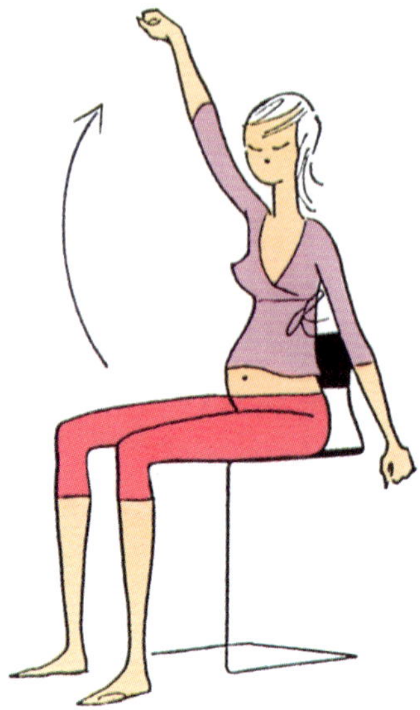

Pour renforcer le dos.

L'exercice

Assise sur une chaise, dos droit, épaules étirées vers l'arrière, tête levée, jambes écartées, poings serrés. Élevez sur le côté un bras tendu, puis l'autre. Travaillez à un rythme lent.

Respiration

Inspirez par le nez en descendant le bras, expirez par la bouche en le soulevant.

Répétition

Alternez 10 élévations de chaque bras.

Les conseils du coach

- Ne fléchissez pas le bras en l'élevant.
- Gardez toujours les épaules étirées vers l'arrière.
- Étirez le plus possible vers le haut le bras en élévation.

Plus difficile

Pour optimiser l'exercice, vous pouvez tenir un poids de 0,5 kg ou un petit livre dans chaque main.

DÉPLACEMENTS LATÉRAUX D'UNE JAMBE

Pour galber les jambes.

L'exercice

Allongée sur le dos, les bras le long du corps, une jambe tendue, l'autre fléchie, un petit coussin sous la nuque et un autre sous les hanches pour ne pas cambrer. Faites des déplacements latéraux de la jambe tendue. Travaillez à un rythme lent en gardant la jambe au sol.

Respiration

Inspirez par le nez quand la jambe revient dans le prolongement du corps et expirez par la bouche lorsqu'elle s'écarte sur le côté.

Répétition

Faites 15 déplacements latéraux de chaque jambe.

Les conseils du coach

• Gardez la jambe active tendue et évitez de trop la décoller du sol.

• Gardez le corps immobile pendant toute la durée de l'exercice.

• Vous pouvez aussi placer un coussin sous votre tête.

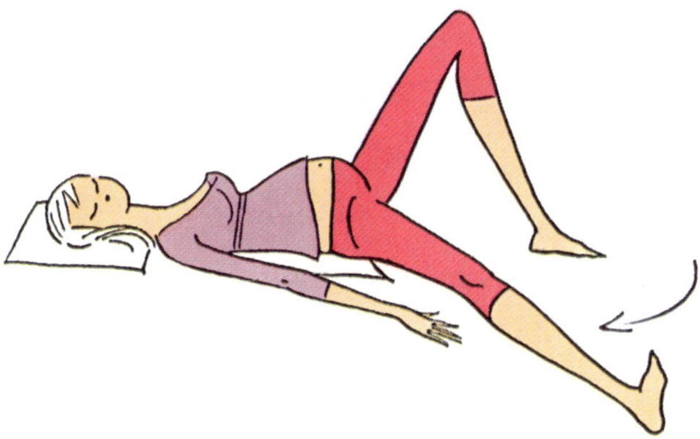

DESSINER L'ALPHABET AVEC UNE JAMBE

Pour raffermir les fessiers.

L'exercice

Allongée sur le côté, tête en repos sur le bras tendu, l'autre bras replié devant vous, les jambes tendues à angle droit avec le buste. Avec la jambe supérieure, dessinez dans l'espace les douze premières lettres de l'alphabet, puis changez de côté. Gardez la jambe bien tendue et travaillez à un rythme lent.

Respiration

Inspirez par le nez et expirez par la bouche le plus lentement possible.

Les conseils du coach

- Faites des lettres les plus amples possible.
- Conservez un rythme constant.
- N'éloignez pas trop la jambe active du buste.
- Pour cet exercice, évitez de porter des lests aux chevilles, même s'ils ne pèsent que 0,5 kg.

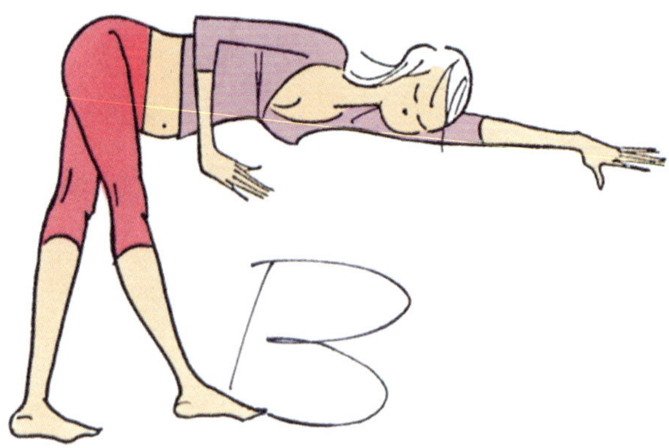

PETITS ÉCARTS DES JAMBES

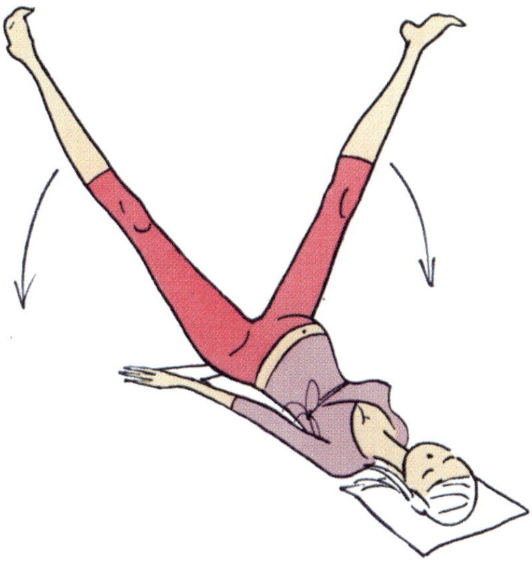

Pour raffermir l'intérieur des cuisses.

L'exercice

Allongée sur le dos, un coussin sous la nuque et un autre sous les hanches, les bras le long du corps, les jambes tendues en appui contre un mur, tendues et écartées au maximum, les pieds en flexion. Faites des petites poussées latérales des jambes pour les écarter davantage. Travaillez à votre rythme.

Respiration

Inspirez par le nez et expirez par la bouche le plus lentement possible.

Répétition

Faites 30 petits écartés.

Les conseils du coach

- Prenez garde de ne pas fléchir les jambes.
- Si vous ne travaillez pas en appui contre un mur, évitez de descendre trop les jambes pour ne pas cambrer le bas du dos.
- Évitez de porter des lests aux chevilles.

Le stretching postural

Pendant la grossesse, vous pourrez ressentir l'envie de vous étirer. Aucune contre-indication à cela, à condition de ne pas le faire n'importe comment. Le stretching postural est une très bonne réponse à ce besoin, à condition d'en connaître les règles…

Un travail en douceur

Le stretching est une méthode basée sur le hatha yoga, la danse classique et même la gymnastique traditionnelle, qui combine des étirements et parfois des contractions musculaires. Il assouplit la masse musculaire et il améliore aussi l'amplitude articulaire. Le fait de s'étirer tout en douceur procure une sensation de bien-être et de décontraction qui peut persister durant plusieurs heures.

Le stretching postural soulage certains types de maux de dos et constitue une prévention contre l'inconfort dorsal dû entre autres à un manque de souplesse. Une pratique régulière est une bonne solution de remise en forme qui permet de venir à bout et relativement rapidement des raideurs du dos. Autre avantage du stretching : il réduit les risques de luxation ou de rupture articulaire car il augmente la souplesse des articulations, en particulier au niveau du genou.

Seuls des professeurs de culture physique diplômés d'État sont habilités à enseigner cette discipline, ce qui vous garantit une grande sécurité dans la pratique de cette activité, en particulier durant la grossesse.

À quelle heure pratiquer le stretching ?

C'est tout à fait personnel ! Mais il est vrai que la réalisation des techniques de stretching le soir détend et prédispose à un meilleur endormissement.

Pratiquer pendant la grossesse

Les bénéfices sont nombreux car cette activité agit de manière assez complète sur le corps et permet de venir à bout de beaucoup de petits soucis physiques qui se manifestent au fil des mois durant la grossesse. À titre d'exemple, ces techniques de stretching pour le dos permettent de rétablir les espaces intervertébraux et de minorer les douleurs lombaires dûes à l'état de grossesse. En outre, certaines techniques concernant le bas du dos ont une influence bénéfique sur l'activité rénale et provoquent une stimulation de la glande surrénale.

Par ailleurs, lorsqu'on étire le buste au cours d'exercices de stretching, on constate une augmentation de la pression du sang dans les artères, ce qui est excellent pour la tension artérielle. Une rotation du buste amène pour sa part le foie à mieux se dégorger.

Pour finir, la détente que procure le stretching postural est un des premiers arguments qui parlent en sa faveur auprès des femmes enceintes.

Une action déstressante

La contraction musculaire peut être due à une réaction à un état de stress, notamment au niveau des épaules. Cette forme de pression à l'intérieur de la masse musculaire est le plus souvent inconsciente, mais elle entraîne une dépense d'énergie inutile et donc une certaine lassitude. La pratique régulière du stretching pallie cet inconvénient.

Une influence sur la respiration

La pratique du stretching améliore la capacité vitale respiratoire (maximum d'air introduit dans les poumons en partant de l'état d'expiration forcée). C'est pour cela qu'il est vivement recommandé aux personnes souffrant d'asthme ou de difficultés respiratoires.

Comment procéder ?

Les quatre techniques proposées dans les pages qui suivent ont été testées auprès d'une centaine de femmes enceintes dans le cadre de cours collectifs spécifiques. Ce sont les exercices qu'elles ont préférés et ils vous sont proposés pour leur efficacité et leur simplicité. Les temps de pause ont été raccourcis pour être adaptés à la morphologie de la femme enceinte. Pour une plus grande efficacité, essayez de faire ces exercices deux fois par semaine. Cela ne vous prendra pas plus de 10 minutes par séance.

ÉTIREMENT DU DOS ET DES BRAS

L'exercice

Assise, tête et dos droits, jambes légèrement écartées, bras le long du corps. Élevez le bras droit en l'étirant progressivement et en écartant bien les doigts. Maintenez l'extension maximale pendant 6 secondes, puis relâchez doucement. Procédez de même avec le bras gauche.

Respiration

Inspirez par le nez en élevant le bras et expirez par la bouche pendant l'extension maximale.

Répétition

Faites 2 élévations alternées de chaque bras.

Le conseil du coach

Placez bien l'épaule étirée en arrière.

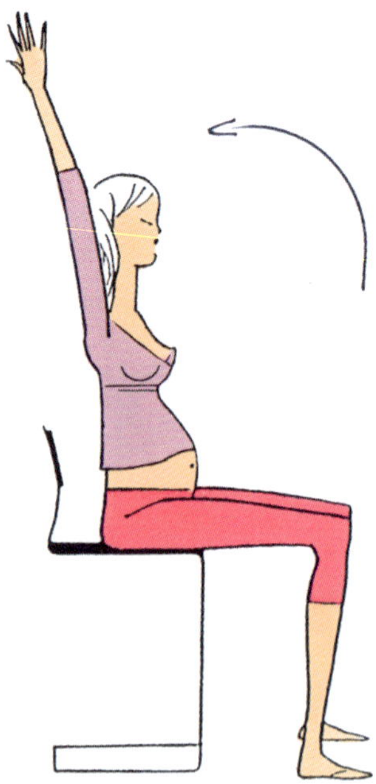

ÉTIREMENT DES BRAS

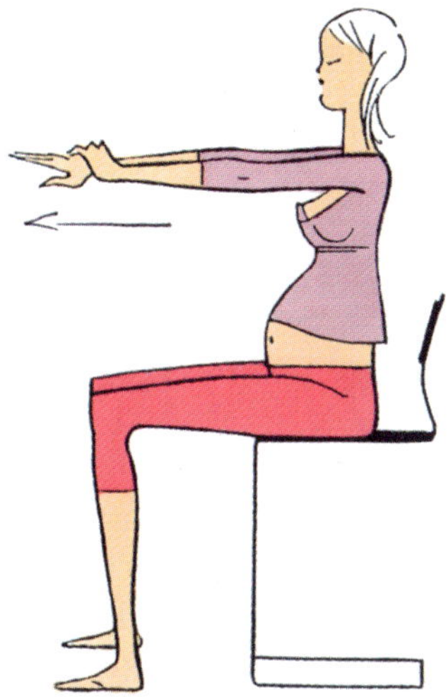

L'exercice

Assise sur une chaise, tête et dos bien droits. Avec la main droite, attrapez votre poignet gauche (placé devant vous) et étirez-le progressivement. Maintenez l'extension maximale pendant 6 secondes. Décontractez-vous bien avant d'inverser le mouvement.

Respiration

Inspirez par le nez en saisissant le poignet et expirez par la bouche en l'étirant.

Répétition

Faites 4 étirements alternés.

Les conseils du coach

- Conservez le bras étiré bien parallèle au sol.
- Veillez à ce que la main étirée reste souple.

ÉTIREMENT DE LA TAILLE

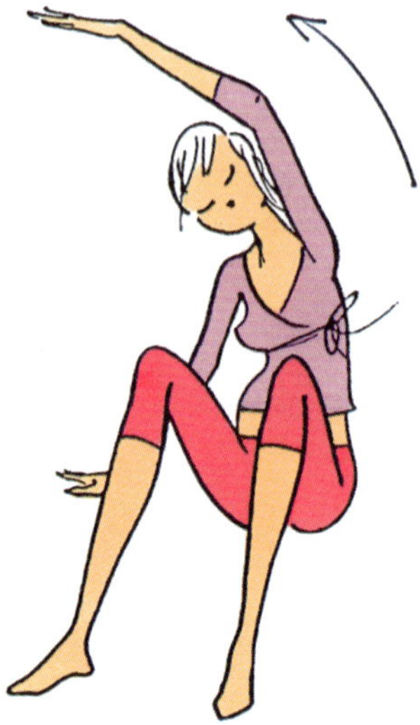

L'exercice

Assise sur le sol, jambes tendues ou fléchies, tête bien droite, mains au sol de chaque côté du corps. Levez un bras à la verticale et prenez appui sur l'autre, puis fléchissez latéralement le tronc. Restez sur l'extension maximale pendant 6 secondes. Ramenez doucement au sol le bras en élévation avant d'inverser la position.

Respiration

Inspirez par le nez en élevant le bras et expirez par la bouche sur la flexion de la taille.

Répétition

Faites 4 flexions alternées de la taille.

Les conseils du coach

- Ne vous penchez pas en avant.
- Ne décollez pas les fesses du côté opposé à la flexion.
- Conservez le bras élevé en extension.

ÉTIREMENT DES JAMBES

L'exercice

Assise sur le sol face à un mur, dos et tête bien droits, jambes tendues et écartées, pieds en flexion, les talons en contact avec le mur, mains en appui sur le sol derrière vous. Gardez l'écart maximal des jambes pendant 1 minute, puis décontractez-vous complètement avant de recommencer en avançant un peu plus le bassin vers le mur.

Respiration

Inspirez par le nez et expirez par la bouche le plus lentement possible.

Répétition

Faites cet étirement au moins 3 fois.

Le conseil du coach

Ne fléchissez pas les jambes et gardez les pieds en contact avec le mur.

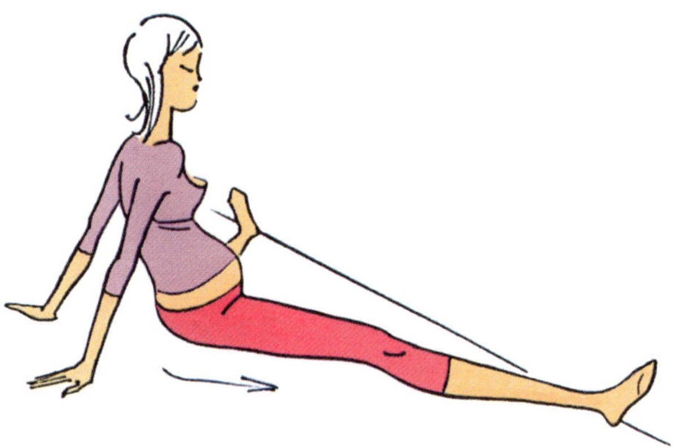

Se relaxer

Les techniques proposées ici permettent à la fois de se relaxer et de travailler la respiration. Elles ont pour but d'abaisser les tensions physiques et peuvent éviter d'avoir recours aux médicaments décontractants, qui ne sont pas recommandés aux femmes enceintes. Ces exercices sont aussi un excellent entraînement aux techniques respiratoires de l'accouchement.

Comment procéder ?

Il est essentiel d'avoir un peu de temps devant soi pour réaliser ces exercices. On conseille en général de les faire le soir, avant de se coucher, car ils préparent bien au sommeil. Pensez à vous couvrir (sweat-shirt, pantalon souple, chaussettes et plaid), le corps se refroidissant vite quand il reste immobile. Allongez-vous sur un tapis épais ou une moquette, mais pas sur un lit car cela pourrait provoquer des torsions au niveau du dos.

Les techniques proposées ici peuvent être également reprises après l'accouchement. Travaillez lentement et en vous concentrant bien. Vous pouvez les enchaîner au cours d'une séance ou en choisir une ponctuellement quand vous vous sentez très tendue. Enfin, vous pouvez mettre un fond de musique douce si cela vous aide à vous décontracter et à vous concentrer.

Relaxation et respiration

Pour réaliser ces techniques de relaxation, il faut vous concentrer sur votre respiration, ce qui va vous apprendre à maîtriser les techniques respiratoires de l'accouchement. Au cours de l'inspiration et de l'expiration, soyez attentive à ce qui se passe dans votre corps.

Pendant l'inspiration

Le diaphragme se contracte, la partie supérieure du thorax augmente, la pression baisse, les côtes supérieures se soulèvent, les muscles externes intercostaux et les muscles nécessaires à l'inspiration se contractent, l'air entre et l'oxygène irrigue tissus et organes à partir des artères.

Pendant l'expiration

Le diaphragme se relâche, les muscles expiratoires se contractent, la cage thoracique diminue de volume, la pression augmente, l'air chargé des gaz usés issus des capillaires est éjecté.

La technique Jacobson

Elle est universellement reconnue pour être un bon antistress. Il s'agit de contracter, puis de relâcher certains muscles (ceux des bras et des jambes, par exemple), ce qui provoque un état de détente profonde.

Cette méthode permet en outre de développer la concentration et la perception de son corps. Des cours collectifs s'adressent spécifiquement aux femmes enceintes. Une douzaine de séances sont nécessaires pour s'imprégner de la technique.

Des contractions bienfaisantes

Les contractions et relâchement musculaires mis en œuvre dans les techniques de relaxation provoquent à terme une légère diminution de la masse œdémateuse. À titre d'exemple, voici un exercice qui joue sur ce principe.

Allongée sur le sol, la tête souple et le dos bien à plat, les bras le long du corps, la jambe gauche fléchie et la droite allongée sur le sol, pied en flexion. Fermez les yeux et contractez pendant 4 secondes les différentes parties du corps, puis décontractez-les : commencez par les poings, puis les avant-bras, puis les bras, puis l'ensemble des membres supérieurs. Enchaînez avec la cuisse droite, puis le mollet, puis le pied droit. Relâchez tout pendant 30 secondes, puis recommencez avec le côté gauche. Terminez par une décontraction complète de tout le corps pendant 2 minutes au moins.

La respiration joue un rôle important : il faut inspirer doucement par le nez et avec le plus d'amplitude possible pendant la phase de décontraction, puis expirer lentement par la bouche quand vous contractez vos muscles. Prenez soin de contracter avec la même intensité et progressivement chaque partie du corps et de relâcher vos muscles en douceur.

RELÂCHEMENT GÉNÉRAL

L'exercice

Allongée sur le dos, les yeux fermés, les bras le long du corps, le dos bien à plat, avec un coussin sous la tête et un autre sous les hanches (pour éviter tout risque de cambrure). Détendez successivement toutes les parties de votre corps. Relaxez d'abord les muscles du visage en commençant par le front, puis décontractez successivement les yeux, les joues et la bouche. Relaxez ensuite les épaules, le dos, les bras, les avant-bras, puis les doigts un par un. Sentez votre bassin devenir lourd sur le sol. Détendez enfin les muscles des cuisses et des mollets, puis terminez par les orteils, en vous les remémorant un par un. Restez ainsi 3 à 4 minutes parfaitement décontractée.

Respiration

Inspirez par le nez, lentement et à fond, et expirez par la bouche de la même façon.

Le conseil du coach

Veillez à ne pas serrer les jambes, qui doivent rester légèrement écartées.

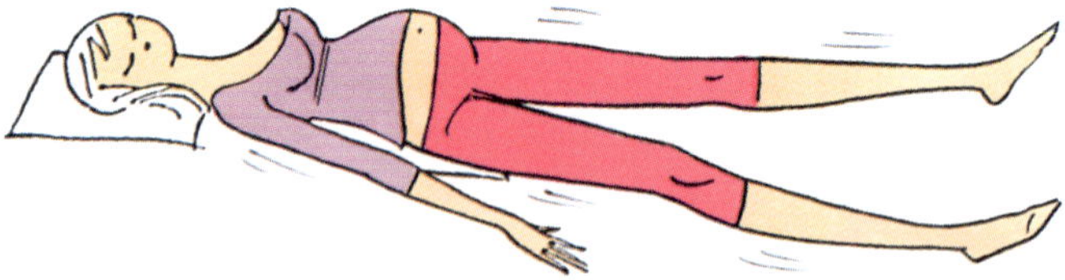

ÉTIREMENT D'UN BRAS ET D'UNE JAMBE

L'exercice

Allongée sur le côté droit, la tête en repos sur le bras droit tendu dans le prolongement du corps, la nuque bien décontractée, la jambe gauche repliée, la jambe droite tendue avec les pieds en extension. Fermez les yeux et étirez simultanément et progressivement le bras droit et la jambe droite pendant 8 secondes. Relâchez-vous tout pendant 10 secondes avant d'inverser la position.

Respiration

Inspirez par le nez, lentement et à fond, avant de vous étirer ; expirez par la bouche pendant l'étirement.

Le conseil du coach

Veillez à étirer avec la même intensité la jambe et le bras.

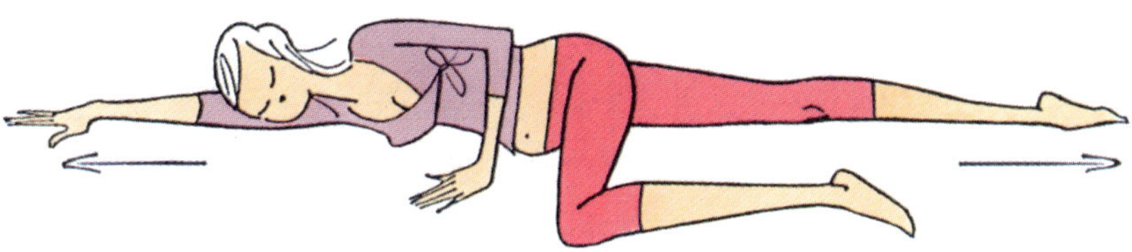

ÉTIREMENT DU BRAS ET DE LA JAMBE OPPOSÉE

L'exercice

Allongée sur le dos, la tête souple, les bras le long du corps, la jambe droite repliée, la gauche tendue sur le sol avec le pied en flexion. Étirez en même temps la jambe gauche et le bras droit dans le prolongement du corps et tenez la posture 8 secondes. Relâchez-vous tout pendant 8 secondes puis changez de côté.

Respiration

Inspirez par le nez lentement et à fond avant de vous étirer ; expirez par la bouche pendant l'étirement.

Le conseil du coach

Veillez à bien plaquer la région lombaire sur le sol pour éviter toute cambrure.

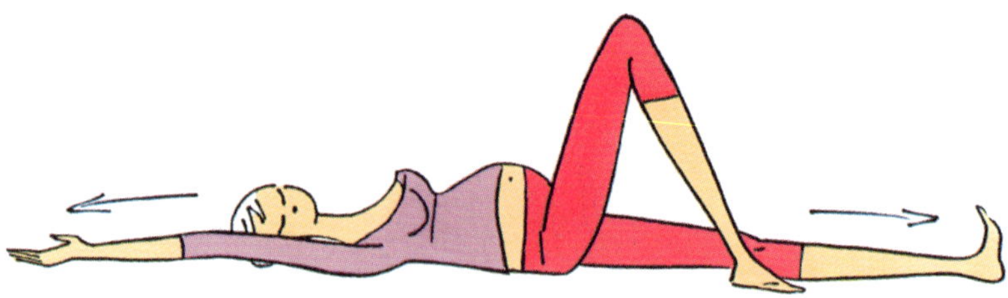

ÉTIREMENT ET RELAXATION

L'exercice

Allongée sur le dos, bras le long du corps, jambes légèrement écartées, inspirez doucement par le nez et expirez normalement par la bouche en étirant la jambe gauche. Recommencez avec la jambe droite. Inspirez à nouveau doucement par le nez et expirez le plus longtemps possible par la bouche en étirant la jambe gauche ; faites de même avec la jambe droite. Décontractez-vous ensuite complètement en essayant de ne plus penser à rien pendant au moins 3 minutes.

Le conseil du coach

Prenez bien soin de ne retenir à aucun moment votre respiration.

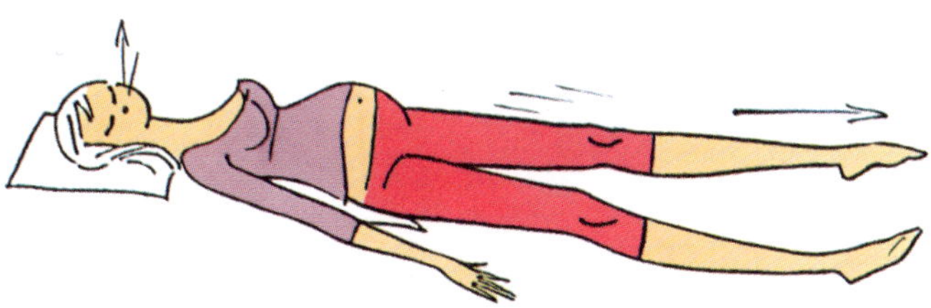

Après l'accouchement

Difficile de retrouver le ventre plat et la fesse ferme ?
Absolument pas, si vous vous réentraînez
dès que vous avez l'accord de votre médecin !
Deux points sont importants :
1. ne pas attendre deux ans pour s'y remettre.
2. pratiquer les bons exercices.
Combien de temps pour avoir un résultat ?
Comptez environ entre huit et dix mois.

Retrouver un corps tonique

Après l'accouchement, le corps met souvent quelques mois à retrouver sa tonicité. Même si vous avez du mal à supporter les kilos que vous avez pris pendant la grossesse, il vaut mieux attendre un peu avant de reprendre une activité physique et donner dans un premier temps la priorité à la rééducation de votre périnée.

Une reprise en douceur

La plupart des femmes attendent quatre mois (et parfois six) avant de reprendre une activité sportive. Il vaut mieux en effet laisser s'estomper la fatigue de la grossesse et des premiers mois qui suivent la naissance. Jouez la carte de la prudence et attendez que l'ensemble de vos organes se soient bien remis en place pour être en mesure de supporter un certain effort. Il convient aussi de faire d'abord la rééducation du périnée. Pour plus de sécurité, demandez à votre médecin à quelle date vous pouvez recommencer une activité physique.

Comment travailler ?

Les techniques recommandées dans ce chapitre ont donné de très bons résultats auprès des jeunes mères. Elles sont conçues pour vous faire retrouver rapidement votre silhouette d'avant la grossesse et un corps plus tonique. Si vous êtes motivée, n'hésitez pas à doubler le nombre de répétitions.

Nous vous proposons sept programmes portant sur sept zones différentes : le dos, les bras, la poitrine, les fessiers, les jambes, les chevilles et la nuque. Chaque programme dure environ 8 minutes. Vous pouvez en choisir un ou plusieurs (selon le temps dont vous disposez). L'important est d'entraîner chaque partie du corps à tour de rôle et de programmer trois séances par semaine, un jour sur deux. Vous pouvez aussi opter pour un programme permettant de travailler à chaque séance toutes les parties du corps.

Programme 1 : pour le dos

Depuis la grossesse, vous ressentez peut-être de temps en temps une fatigue musculaire au niveau du dos. Essayez de le retonifier en douceur et de le détendre à l'aide des techiniques proposées dans ce guide, car plus votre bébé va grandir, plus il va solliciter cette partie de votre corps, qui doit donc être résistante.

Les exercices que nous vous proposons tonifient la masse musculaire et renforcent les articulations tout en les assouplissant. Le fait d'entretenir régulièrement les muscles du dos vous permettra de moins ressentir la fatigue en cas d'activité intense.

Programme 2 : pour les bras

Vous avez l'impression que vos bras sont un peu relâchés ? Rien de bien grave car c'est une des parties du corps qui se remuscle aisément. Les exercices de notre programme sont simples, à la portée de toutes et elles donnent des résultats rapides, surtout si vous utilisez des petits poids de 0,5 kg ou 1 kg. Pensez à réaliser vos mouvements « à fond » pour améliorer l'amplitude articulaire de vos bras. Ne soyez pas inquiète : ce programme ne donne pas de volume disgracieux. Toutes les techniques sont à réaliser en amplitude maximale, c'est-à-dire en étirant progressivement les bras le plus loin en arrière pour chaque mouvement. Une précaution : augmentez l'intensité au fur et à mesure de la séance et travaillez les gestes en profondeur.

Programme 3 : pour la poitrine

Si votre poitrine est moins tonique qu'avant la grossesse, il importe de tonifier vos muscles pectoraux par des exercices appropriés que vous réalisez régulièrement (la constance est l'un des meilleurs atouts de votre remise en forme). Même si vous avez une forte poitrine, ces techniques sont faciles à faire. Mais si vos seins sont sensibles, attendez un peu.

Programme 4 : pour le ventre

Les exercices proposés sont conçus pour raffermir les abdominaux. Si vous voulez perdre rapidement la petite couche de graisse sur votre ventre, ajoutez à votre programme une marche rapide (à 5 km/h) de 1 heure par jour. On conseille d'attendre 2 mois après l'accouchement avant de faire travailler ses abdominaux.

Pour tonifier les triceps

Si vous avez une atonie musculaire derrière les bras au niveau des triceps, ajoutez à votre programme cet exercice très simple :

1. Placez-vous en position assise sur le sol.
2. Écartez et fléchissez vos jambes.
3. Écartez les bras et prenez appui sur les mains en arrière.
4. Réalisez au moins 2 séries de 12 flexions-extensions sur les bras. Cela ressemble vraiment à des pompes, n'est-ce pas ?

Programme 5 : pour les fessiers

Pour retrouver des fessiers bien fermes, il faut s'entraîner régulièrement en augmentant progressivement le nombre de répétitions, sans s'arrêter dès que l'on ressent comme une douleur de crampe. Cette douleur est due à l'accumulation de l'acide lactique dans les muscles.

Préférez travailler sans lest avec les jambes tendues plutôt que de vous entraîner avec des lests en fléchissant les jambes. Pour éviter d'obtenir des muscles ronds et des fesses rebondies, ne dépassez pas 1 kg pour les lests. De toute façon, commencez toujours par une série sans lest pour vous échauffer.

Programme 6 : pour les jambes

Les exercices conseillés activent les circulations sanguine et lymphatique et renforcent la masse musculaire. Ils sont également recommandés si vous avez un peu de cellulite.

Un enchaînement pour un travail global

Le dernier programme est idéal pour une remise en forme globale. Si les exercices vous semblent un peu difficiles, commencez en vous limitant à 5 répétitions et augmentez progressivement. Mais évitez de sauter une séance. N'utilisez ni poids ni lests pour la première série car il faut d'abord échauffer vos muscles.

Ces exercices sont dynamisants. Si vous êtes juste un peu fatiguée, vous devriez vous sentir mieux après. En revanche, si vous êtes épuisée, il vaut mieux vous reposer. Pour plus d'efficacité, il convient de prévoir un nombre assez grand de répétitions pour chaque exercice.

ÉLÉVATIONS LATÉRALES DES BRAS

L'exercice

Assise ou debout jambes écartées et légèrement fléchies, les pieds parallèles, les poings serrés, la tête et le dos droits. Élevez simultanément les bras tendus sur le côté parallèles du sol, puis montez-les de la parallèle du sol à la verticale. Ne redescendez pas les bras plus bas que la parallèle du sol et travaillez lentement.

Respiration

Inspirez par le nez en redescendant les bras, expirez par la bouche en les élevant.

Répétition

Faites 2 séries de 15 élévations.

Le conseil du coach

Veillez à garder les épaules étirées vers l'arrière, les jambes immobiles et les bras en hyperextension.

Plus difficile

Si cela vous semble trop facile, vous pouvez utiliser des poids de 0,5 kg ou de 1 kg pour la seconde série.

Deux variantes

• Alternez 4 élévations rapides et 4 très lentes. Faites 6 enchaînements de 4 élévations rapides des bras et 4 lentes.
• Ouvrez les poings quand les bras sont à la verticale. Faites 2 séries de 12 élévations.

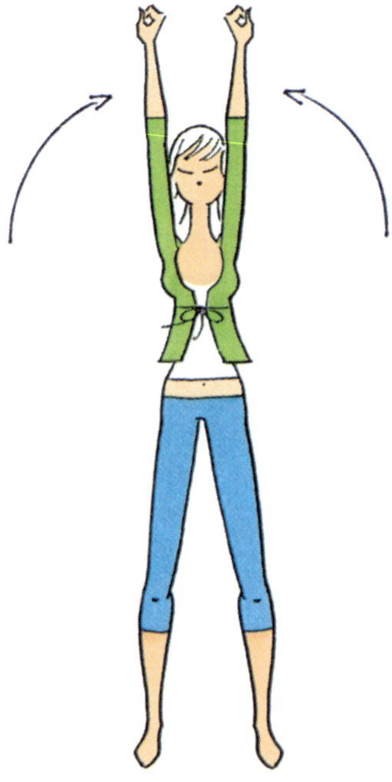

PETITS CERCLES DES BRAS

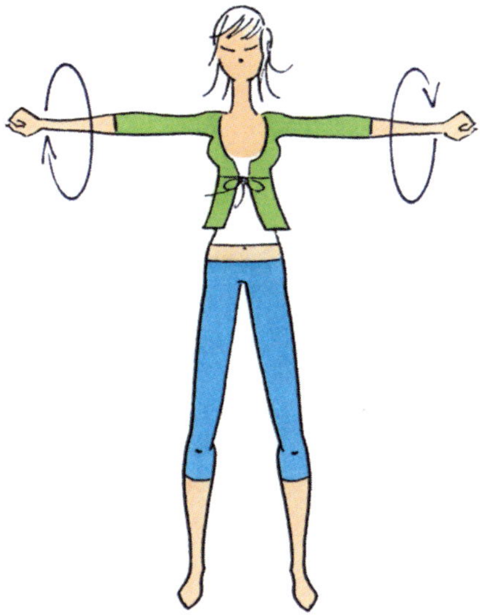

L'exercice
Debout ou assise, tête levée, dos droit, jambes fléchies et écartées, pieds parallèles, poings serrés. Faites des cercles dissociés des bras en haut, sur le côté et à l'arrière, puis inversement. Travaillez à votre rythme.

Respiration
Inspirez par le nez et expirez par la bouche le plus lentement possible.

Répétition
Faites 2 séries de 12 enchaînements (1 enchaînement = 1 cercle vers le haut + 1 cercle sur le côté + 1 cercle en arrière).

Le conseil du coach
Gardez les jambes immobiles, les bras tendus et les épaules bien étirées vers l'arrière.

Plus difficile
Si cela vous semble trop facile, vous pouvez utiliser des poids de 0,5 kg ou de 1 kg pour la seconde série.

Deux variantes
- Alternez un cercle dans un sens, puis un dans l'autre, d'abord en haut, puis sur le côté et enfin en arrière. Faites 10 enchaînements en tout.
- Alternez 1 grand cercle et 1 petit cercle, dans un sens, puis 1 grand cercle et 1 petit cercle dans l'autre, d'abord en haut, puis sur les côtés et enfin en arrière. Faites ainsi 4 enchaînements en tout.

ÉLÉVATIONS LATÉRALES DES BRAS

L'exercice

Debout ou assise, jambes fléchies et légèrement écartées, pieds parallèles, le buste penché vers l'avant et la tête baissée, le dos plat, les bras le long du corps, les poings serrés. Élevez les bras sur les côtés sans les fléchir et ramenez-les à la perpendiculaire du sol, sous votre corps. Travaillez lentement.

Respiration

Inspirez par le nez en redescendant les bras, expirez par la bouche en les remontant.

Répétition

Faites 2 séries de 12 élévations.

Les conseils du coach

- Gardez le dos plat et immobile, les bras hypertendus et les épaules en arrière.
- Ne laissez surtout pas redescendre brutalement les bras.

Plus difficile

Si cela vous semble trop facile, vous pouvez utiliser des poids de 0,5 kg ou de 1 kg pour la seconde série.

Deux variantes

- Faites 2 séries de 20 élévations latérales avec les bras semi-fléchis.
- Élevez 2 fois un bras tendu sur le côté, puis 2 fois l'autre bras. Faites 2 séries de 20 élévations alternées.

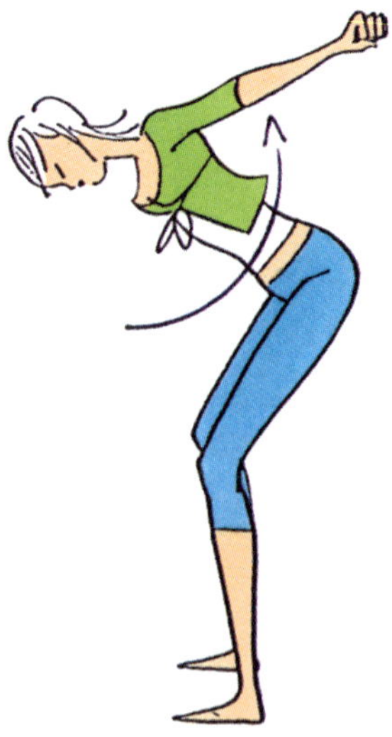

GRANDS CERCLES ARRIÈRE DES BRAS

L'exercice

Debout ou assise, tête levée, dos droit, les jambes fléchies et légèrement écartées, le bassin poussé en avant, les pieds parallèles, les bras tendus et les poings serrés. Faites des cercles d'assez grande amplitude en arrière.

Respiration

Inspirez par le nez le plus lentement possible lorsque les bras redescendent et expirez par la bouche lorsqu'ils remontent.

Répétition

Faites 15 cercles dans un sens, puis 15 cercles dans l'autre.

Les conseils du coach

- Élevez les bras les plus haut possible, en extension maximale.
- Évitez de vous pencher en avant.
- Gardez les jambes immobiles.
- Prenez garde de ne pas arrondir le dos ni, inversement, de le cambrer.

Deux variantes

- Alternez 4 cercles avec les bras fléchis et 4 cercles avec les bras tendus. Faites ainsi 8 enchaînements dans un sens et dans l'autre.
- Alternez 4 grands cercles d'un bras, puis 4 grands cercles de l'autre. Faites 24 cercles alternés dans un sens, puis 24 cercles dans l'autre sens.

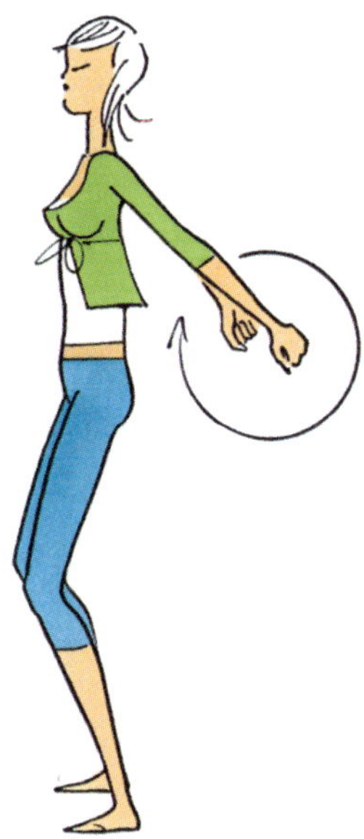

FLEXIONS DES AVANT-BRAS SUR LES BRAS

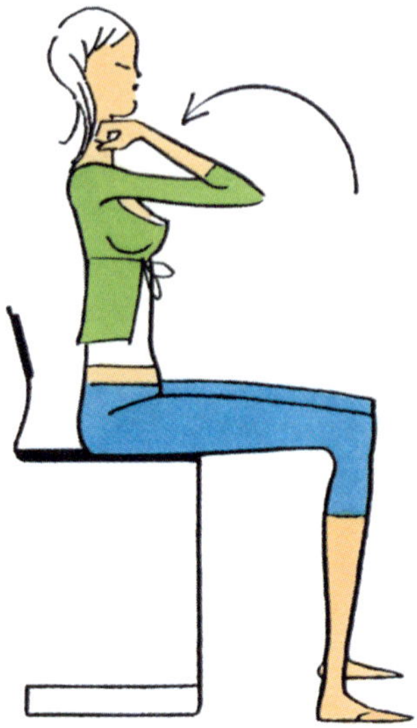

L'exercice

Assise, dos droit, tête levée, bras tendus devant soi, parallèles au sol et écartés de la largeur des épaules. Faites des extensions simultanées des avant-bras sur les bras. Travaillez lentement.

Respiration

Inspirez par le nez en abaissant les avant-bras et expirez par la bouche en les repliant.

Répétition

Faites 2 séries de 20 flexions-extensions.

Les conseils du coach

- Gardez les bras parallèles au sol. En travaillant de profil devant une glace, vous pourrez corriger la position si les bras ont tendance à redescendre.
- Pour rendre cet exercice plus efficace, lestez vos bras avec des poids de 0,5 kg ou de 1 kg.
- Vous pouvez réaliser cet exercice debout, avec les jambes fléchies et un peu écartées.

Deux variantes

- Fléchissez l'avant-bras droit puis l'avant-bras gauche. Faites ainsi 2 séries de 30 flexions-extensions alternées.
- Alternez 2 flexions-extensions des avant-bras avec 2 petites élévations des bras tendus. Faites ainsi 2 séries de 2 enchaînements.

PETITS CERCLES DES BRAS DEVANT SOI

L'exercice

Assise, dos droit, tête levée, faites des cercles dissociés de moyenne amplitude avec les bras tendus devant vous. Travaillez lentement.

Respiration

Inspirez par le nez et expirez par la bouche le plus lentement possible.

Les conseils du coach

- Ne fléchissez pas les bras et ne les laissez pas redescendre sous la parallèle au sol.
- Vous pouvez réaliser cette technique debout, les jambes fléchies et écartées.

Deux variantes

- Alternez 2 cercles dissociés en avant et 2 cercles dissociés sur le côté. Faites ainsi 12 enchaînements dans un sens, puis 12 dans l'autre.
- Faites un seul grand cercle des bras collés devant vous, avec les poings serrés et collés. Faites 12 cercles dans un sens et 12 dans l'autre.

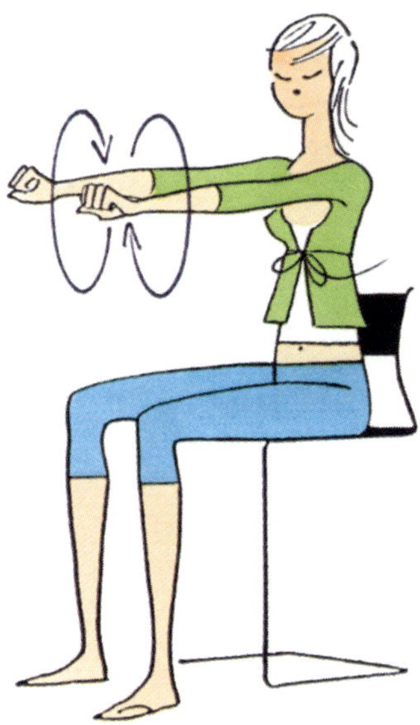

FLEXIONS-EXTENSIONS DES AVANT-BRAS EN ARRIÈRE

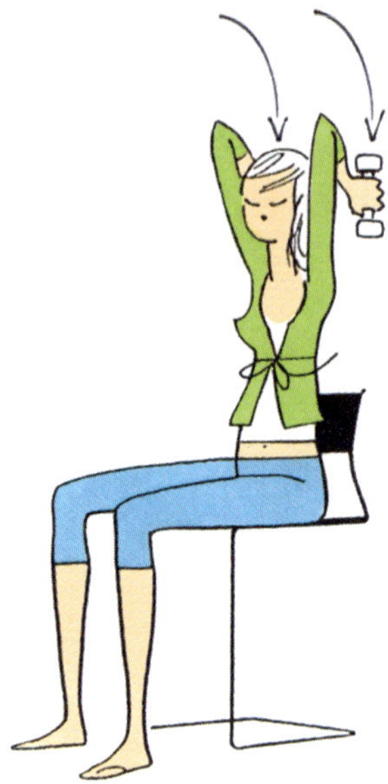

L'exercice

Assise, dos droit, tête levée, jambes écartées. Prenez dans chaque main un poids de 0,5 kg ou de 1 kg (ou un petit livre), élevez les bras à la verticale et faites des flexions-extensions des avant-bras à la verticale. Travaillez à votre rythme.

Respiration

Inspirez par le nez en redescendant les bras et expirez par la bouche en les tendant la verticale.

Répétition

Faites 2 séries de 15 flexions-extensions.

Les conseils du coach

- Gardez les bras le plus possible vers l'arrière et faites une extension complète des avant-bras.
- Vous pouvez réaliser cette technique debout.

Deux variantes

- Laissez le poids immobile en arrière pendant 6 secondes avant de tendre le bras à nouveau. Faites 10 répétitions.
- Faites des flexions-extensions des bras en tenant un seul poids à deux mains. Faites 2 séries de 15 flexions-extensions.

FLEXIONS-EXTENSIONS DES AVANT-BRAS SUR LE CÔTÉ

L'exercice
Assise ou debout, dos droit, tête levée, jambes écartées, bras en croix, faites des flexions-extensions des avant-bras sur les bras en ramenant les poings sur les épaules et en gardant les bras parfaitement immobiles. Travaillez à votre rythme.

Respiration
Inspirez par le nez lorsque les avant-bras se tendent et expirez par la bouche lorsqu'ils se fléchissent.

Répétition
Faites 2 séries de 15 flexions-extensions.

Les conseils du coach
- Gardez les bras parallèles au sol.
- Gardez les épaules étirées vers l'arrière.

Deux variantes
- Alternez 2 flexions-extensions sur le côté et 2 flexions-extensions devant. Faites ainsi 12 enchaînements.
- Alternez 1 flexion-extension d'un avant-bras et 1 de l'autre. Faites 2 séries de 30 flexions-extensions alternées.

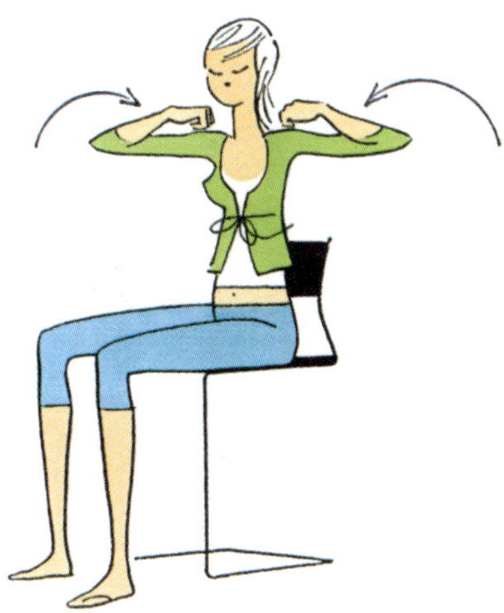

PASSAGES D'UN BRAS TENDU SUR L'AUTRE

L'exercice

Assise, jambes écartées, pieds parallèles, dos droit, tête levée. Prenez un poids de 0,5 kg dans chaque main et tendez les bras devant vous. Un des bras reste immobile et bien parallèle au sol pendant que vous faites passer l'autre au-dessus et en dessous. Travaillez lentement, à un rythme constant et en faisant des mouvements d'assez grande amplitude.

Respiration

Inspirez par le nez et expirez par la bouche le plus lentement possible.

Répétition

Faites 30 passages alternés de chaque bras.

Le conseil du coach

Ne laissez pas redescendre le bras immobile (il doit rester parallèle au sol pendant tout l'exercice).

Deux variantes

- Réalisez 2 passages du bras actif au-dessus de l'autre, puis 2 passages en dessous. Faites 30 passages en tout pour chaque bras.
- Réalisez 2 cercles du bras actif au-dessus du bras immobile, puis 2 cercles en dessous. Pour chaque bras, faites 30 cercles en tout dans un sens, puis 30 cercles dans l'autre sens.

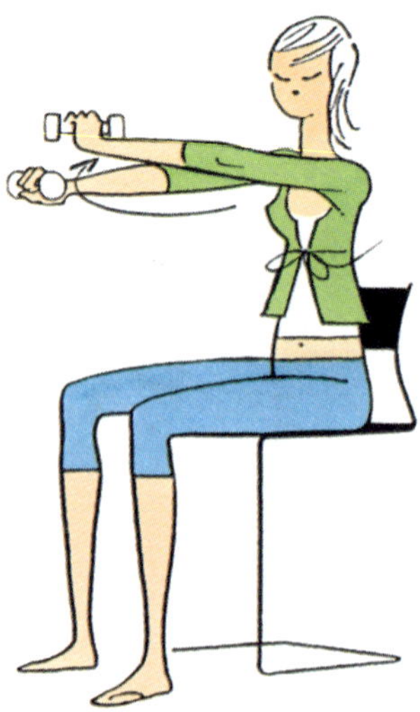

PASSAGES AVANT-ARRIÈRE DES BRAS

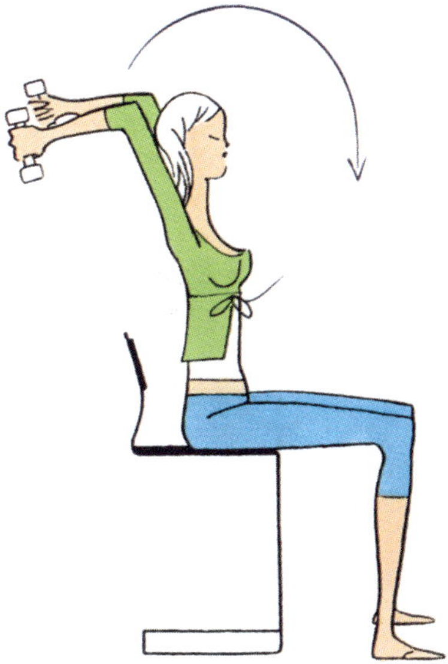

L'exercice

Assise, le dos droit et la tête levée, prenez dans chaque main un poids de 0,5 kg ou de 1 kg (ou encore un livre) et élevez vos bras fléchis le plus loin possible vers l'arrière puis ramenez-les, toujours fléchis, devant votre poitrine.

Respiration

Inspirez par le nez en ramenant les bras devant vous et expirez par la bouche quand ils sont derrière la tête.

Les conseils du coach

- Gardez un angle constant entre les bras et les avant-bras.
- Étirez les épaules le plus loin possible en arrière.
- Ne laissez pas redescendre les mains vers le ventre.

Plus difficile

Ajoutez régulièrement un peu de lest en optant pour une progression très lente (on ne passe pas brutalement de 0,5 kg à 2 kg).
Vous devez toujours sentir une petite résistance en ramenant les poids devant vous, pour que l'exercice soit efficace.

GRANDS ET PETITS RAPPROCHÉS DES BRAS

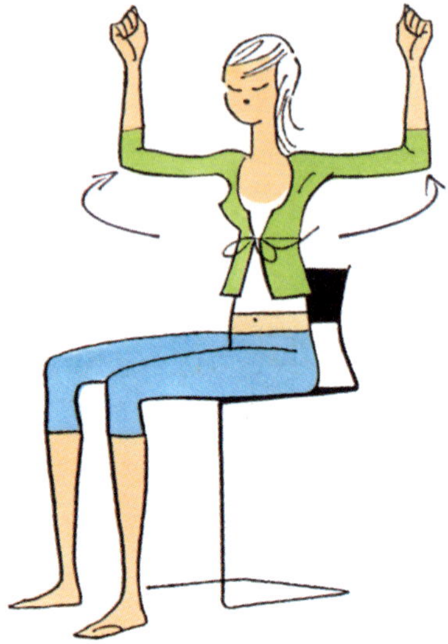

L'exercice

Debout ou assise, le dos bien droit, les jambes légèrement écartées, les poings serrés, mettez vos bras en croix avant de les fléchir à angle droit et alternez 4 grands rapprochés des avant-bras avec 4 petits. Travaillez à votre rythme.

Respiration

Inspirez par le nez et expirez par la bouche le plus lentement possible.

Répétition

Faites 2 séries de 10 enchaînements de 4 grands écartés-rapprochés et 4 petits.

Les conseils du coach

- Gardez les avant-bras perpendiculaires au sol et les bras à l'horizontale, même dans les mouvements les plus amples.
- Si vous faites cet exercice debout, pensez à fléchir légèrement les jambes.

Plus difficile

Vous pouvez tenir un poids de 0,5 kg ou un petit livre dans chaque main.

Deux variantes

- Faites travailler les bras l'un après l'autre et faites 30 rapprochés alternés.
- Alternez 2 rapprochés avec les avant-bras à la verticale avec 2 rapprochés avec les bras tendus. Faites 30 rapprochés alternés en tout.

CERCLES DES BRAS EN AVANT ET SUR LE CÔTÉ

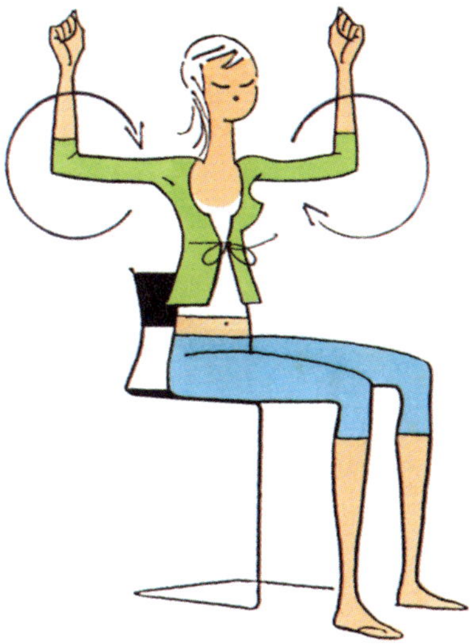

L'exercice

Assise, dos droit, tête levée, serrez les poings, puis placez les bras parallèles au sol et les avant-bras perpendiculaires. Alternez 2 cercles devant vous et 2 cercles sur les côtés. Travaillez à votre rythme.

Respiration

Inspirez par le nez et expirez par la bouche le plus lentement possible.

Répétition

Faites 10 enchaînements (2 cercles devant vous puis 2 cercles sur les côtés) dans un sens et 10 enchaînements dans l'autre.

Les conseils du coach

- Ne laissez pas redescendre les avant-bras.
- Faites des cercles assez amples.
- Si vous faites cet exercice debout, pensez à fléchir légèrement les jambes.

Plus difficile

Faites l'exercice avec un poids de 0,5 kg ou un petit livre dans chaque main.

Deux variantes

- Alternez 2 cercles rapides en avant et 2 cercles lents sur le côté. Faites 30 cercles en tout dans un sens, puis 30 cercles dans l'autre.
- Collez les avant-bras devant vous et faites ainsi des cercles sans les décoller. Comptez 15 cercles dans un sens, puis 15 cercles dans l'autre.

RAMENÉS D'UNE JAMBE VERS SOI

L'exercice

Allongée sur le dos, les bras le long du corps, les jambes à la verticale et les pieds en flexion, ramenez une jambe tendue vers vous par petits battements, l'autre restant immobile. Travaillez à votre rythme.

Respiration

Inspirez par le nez et expirez par la bouche le plus lentement possible.

Répétition

Faites 20 ramenés pour chaque jambe.

Les conseils du coach

- Ne fléchissez pas les jambes.
- Gardez la jambe immobile à la verticale.
- Pensez à rentrer le ventre.

Plus difficile

Si vous êtes entraînée ou si vous désirez également exercer le haut des abdominaux, relevez le buste pendant toute la durée de l'exercice.

Deux variantes

- Après avoir ramené la jambe active le plus près possible du viasage, faites-lui faire des petits cercles. Pour chaque jambe, enchaînez 15 cercles dans un sens, puis 15 dans l'autre de chaque jambe.
- Alternez un petit ramené de jambe avec un grand. Faites en tout 20 ramenés pour chaque jambe.

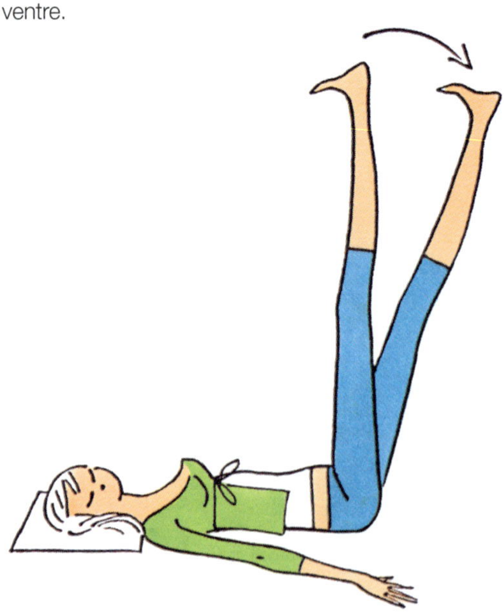

RAMENÉS DES JAMBES VERS LES ÉPAULES

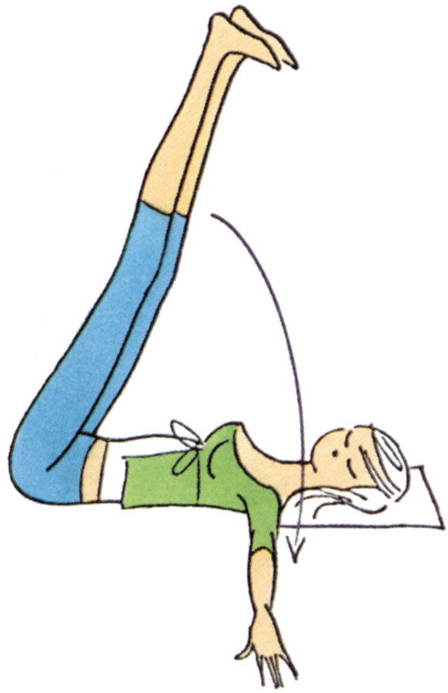

L'exercice

Allongée sur le dos, les bras le long du corps, les jambes tendues et serrées à la verticale, les pieds en flexion. Ramenez les jambes en alternance vers l'épaule gauche, puis vers l'épaule droite.

Respiration

Inspirez par le nez quand les jambes reviennent à la verticale, expirez par la bouche quand elles sont vers l'épaule.

Répétition

Faites 30 mouvements alternés.

Les conseils du coach

- Ne fléchissez pas les jambes.
- Ne donnez pas d'élan aux mouvements des jambes.

Plus difficile

Si vous êtes entraînée ou pour optimiser l'exercice, relevez le buste et maintenez-le immobile pendant toute la durée de l'exercice.

Deux variantes

- Faites 1 cercle de jambe vers l'épaule droite, puis un cercle vers l'épaule gauche. Faites 20 cercles alternés dans un sens, puis 20 dans l'autre.
- Placez un pied derrière l'autre (le talon du pied touche les orteils de l'autre pied) et faites 20 ramenés avec le pied droit devant et 20 ramenés avec le pied gauche devant.

ÉLÉVATIONS DU BASSIN À LA VERTICALE

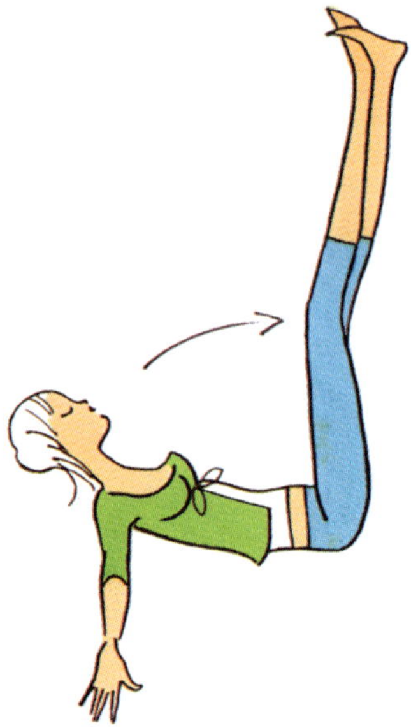

L'exercice

Allongée sur le dos, les bras en croix, les paumes à plat sur le sol, les jambes semi-fléchies et les chevilles croisées. Élevez le bassin à la verticale, puis reposez-le sur le sol. Travaillez à votre rythme sans chercher à soulever très haut le bassin.

Respiration

Inspirez par le nez quand le bassin touche le sol et expirez par la bouche lorsqu'il s'élève.

Répétition

Faites 2 séries de 12 élévations.

Les conseils du coach

- Gardez les cuisses à la verticale et évitez de laisser retomber les mollets.
- Ne redressez pas la tête pour éviter des douleurs musculaires au niveau de la nuque.
- Gardez la nuque souple en appui sur le sol pour éviter de vous faire mal.

Deux variantes

- Élevez le bassin à droite puis à gauche. Faites ainsi 16 élévations alternées.
- Élevez le bassin à la verticale avec les jambes tendues et serrées (c'est plus difficile !). Faites ainsi 10 élévations.

RAMENÉS SIMULTANÉS DU BUSTE ET DES JAMBES

L'exercice

Allongée sur le dos, jambes serrées et tendues à la verticale, pieds en flexion, buste relevé, mains entrelacées derrière la nuque, le regard dirigé vers le haut. Ramenez simultanément le buste et les jambes en travaillant à votre rythme.

Respiration

Inspirez par le nez en éloignant le buste et les jambes et expirez par la bouche en les rapprochant.

Répétition

Faites 2 séries de 15 ramenés.

Les conseils du coach

- Ne fléchissez pas les jambes.
- Regardez toujours vers le haut pour ne pas « casser » la nuque.

Deux variantes

- Faites vos ramenés buste-jambes en écartant ces dernières au maximum. Enchaînez ainsi 20 ramenés.
- Ramenez le buste en plaçant les jambes légèrement à droite, puis légèrement à gauche. Faites 20 ramenés alternés.

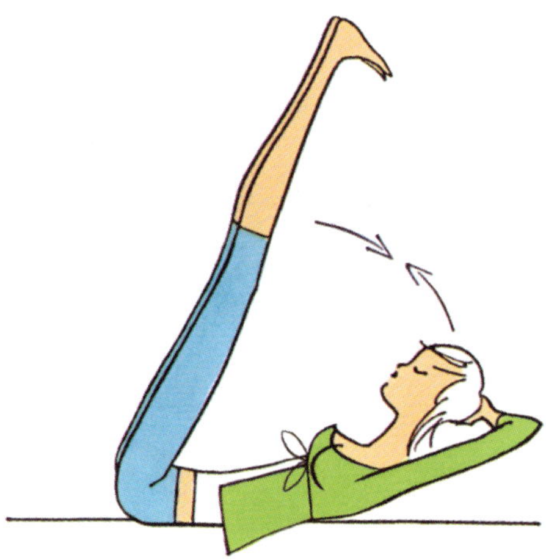

DEMI-CERCLES DE LA JAMBE SUPÉRIEURE

L'exercice

Allongée sur le côté, la tête en repos sur un bras, l'autre bras replié devant soi, le dos droit, les jambes tendues à angle droit avec le buste, les pieds en flexion. Faites aller la jambe supérieure de part et d'autre de la jambe inférieure en formant arc de cercle. Travaillez à votre rythme.

Respiration

Inspirez par le nez lorsque la jambe vient en avant et expirez par la bouche lorsqu'elle se déplace en arrière.

Répétition

Faites 2 séries de 20 demi-cercles pour chaque jambe.

Les conseils du coach

- Gardez la jambe active tendue et montez-la au moins à 40 cm du sol.
- Gardez le pied actif en flexion et orienté vers le bas.

Plus difficile

Pour obtenir un petit fessier bombé, portez des lests de 0,5 kg.

Deux variantes

- Alternez un grand demi-cercle avec un petit. Faites 30 demi-cercles alternés en tout pour chaque jambe.
- Réalisez cet exercice en décollant légèrement la jambe inférieure du sol. Faites ainsi 12 demi-cercles de chaque jambe.

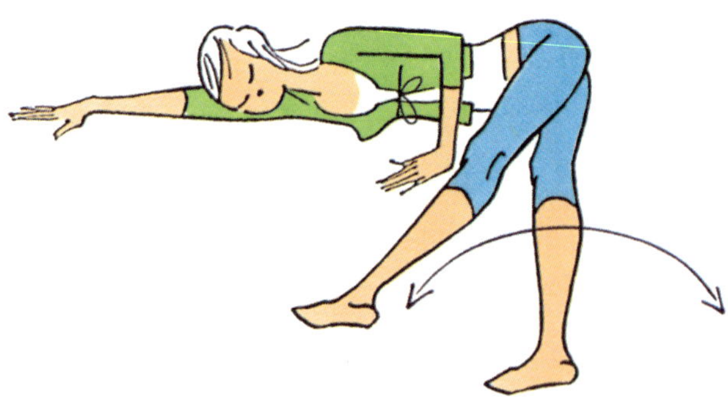

CERCLES DE LA JAMBE EN ARRIÈRE

L'exercice

À quatre pattes, en appui sur les avant-bras, le dos bien plat, la tête baissée, la cuisse de la jambe d'appui perpendiculaire au sol, l'autre jambe tendue à l'horizontale derrière vous, le pied en flexion. Avec la jambe tendue, alternez un cercle en haut et un cercle en bas. Travaillez lentement.

Respiration

Inspirez par le nez et expirez par la bouche le plus lentement possible.

Répétition

Pour chaque jambe, faites 30 cercles alternés dans un sens, puis 30 cercles dans l'autre.

Les conseils du coach

- Faites des cercles de même amplitude.
- Ne montez pas la jambe active trop haut pour ne pas cambrer le bas du dos.
- Gardez toujours le même rythme.

Deux variantes

- Réalisez deux cercles dans un sens en haut et deux cercles en sens inverse en bas. Faites ainsi 20 cercles de chaque jambe ; si vous vous sentez courageuse, refaites-les en inversant les sens.
- Dessinez un « huit » avec la jambe active. Faites ainsi 12 « huit » à l'endroit et 12 « huit » à l'envers pour chaque jambe.

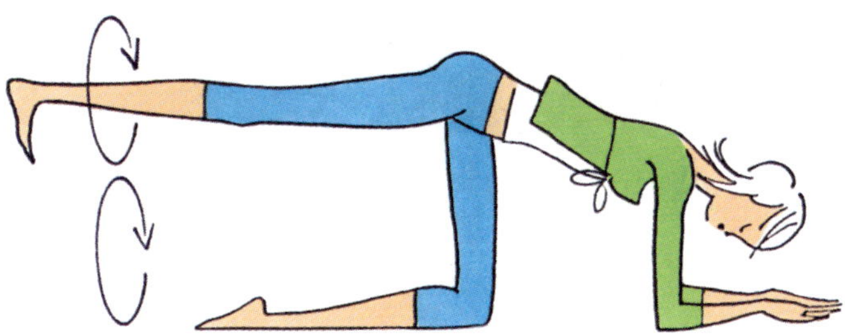

CERCLES DE JAMBE EN AVANT

L'exercice

Allongée sur le côté, la tête en repos sur un bras, jambes tendues dans le prolongement du corps, pieds en flexion. Amenez la jambe supérieure le plus près possible du visage et faites des cercles de moyenne amplitude. Travaillez à votre rythme.

Respiration

Inspirez par le nez et expirez par la bouche le plus lentement possible.

Répétition

Faites 15 cercles dans un sens et 15 cercles dans l'autre de chaque jambe.

Les conseils du coach

- Gardez la jambe active tendue, le pied en flexion dirigé vers le bas.
- Faites des cercles à 40 cm du sol.

Deux variantes

- Faites 1 cercle dans un sens et 1 cercle dans l'autre. Faites 20 cercles en tout pour chaque jambe.
- Alternez 4 battements de bas en haut avec 4 cercles de la jambe. Faites ainsi 32 mouvements en tout de chaque côté. Les plus courageuses recommenceront en inversant le sens des cercles.

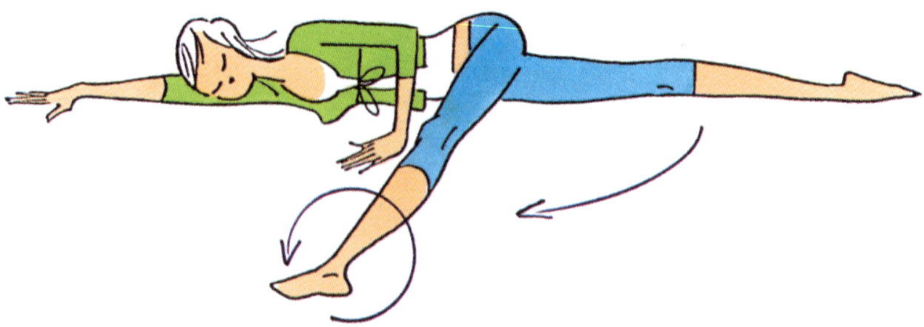

RAMENÉS DE JAMBE D'ARRIÈRE EN AVANT

L'exercice

À quatre pattes, en appui sur les avant-bras, tête baissée, dos droit, bras et cuisses perpendiculaires au sol. Tendez une jambe en arrière (pied en flexion) et déplacez-la d'arrière en avant et inversement en la maintenant le plus possible parallèle au sol. Travaillez lentement.

Respiration

Inspirez par le nez en poussant la jambe vers l'arrière et expirez par la bouche en la ramenant vers vous.

Répétition

Faites 12 allers-retours pour chaque jambe.

Les conseils du coach

- Gardez la jambe active le plus haut possible (même si vous n'arrivez pas tout à fait à la parallèle du sol).
- Ramenez-la le plus près possible du corps.

Deux variantes

- Alternez 6 déplacements parallèles au sol de la jambe droite avec 6 de la jambe gauche. Faites 24 déplacements en tout.
- Alternez 4 battements de bas en haut de la jambe sur le côté avec 4 déplacements latéraux parallèles au sol. Faites en tout 16 mouvements de chaque côté.

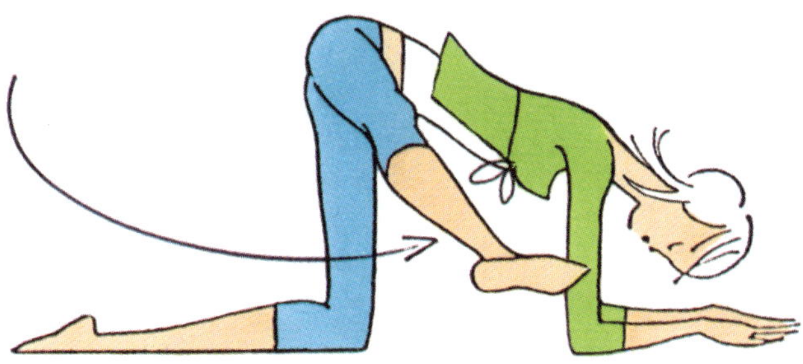

LANCÉS DE JAMBE

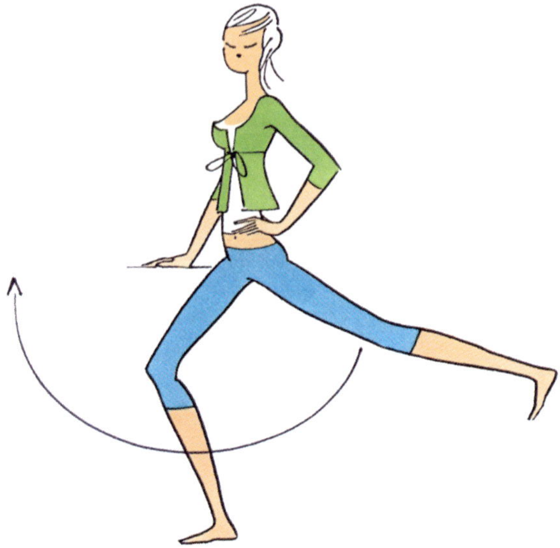

L'exercice

Debout, une main en appui sur un meuble, les épaules vers l'arrière, une jambe en semi-flexion pour éviter toute cambrure lombaire, faites des lancés arrière de l'autre jambe tendue, pied en flexion, en reposant ce dernier après chaque lancé. Travaillez à votre rythme.

Respiration

Inspirez par le nez quand la jambe active est en arrière et expirez par la bouche quand elle revient vers l'avant.

Répétition

Faites 15 lancés de chaque jambe.

Les conseils du coach

- Gardez la jambe d'appui et le dos immobiles.
- Si vos muscles manquent de tonicité, portez des lests de 0,5 kg pour faire cet exercice.

Deux variantes

- Laissez la jambe tendue 3 secondes devant vous. Faites 15 élévations de chaque jambe.
- Alternez 2 élévations modérées de la jambe avec 2 élévations hautes. Faites 20 élévations en tout pour chaque jambe.

FENTES AVANT

L'exercice

Debout, dos droit avec les épaules bien en arrière, faites une fente avant de la jambe droite, puis changez de jambe. Travaillez à votre rythme.

Respiration

Inspirez par le nez en fléchissant la jambe avant et expirez par la bouche lors du changement de jambe.

Les conseils du coach

- Fléchissez au maximum la jambe avant.
- Tendez au maximum la jambe arrière.
- Exercez-vous à un rythme constant.

Deux variantes

- Alternez 2 fentes avant de la jambe gauche avec 2 fentes avant de la jambe droite. Faites ainsi 20 fentes en tout.
- Posez le genou arrière sur le sol à chaque fente. Faites 20 fentes en tout.

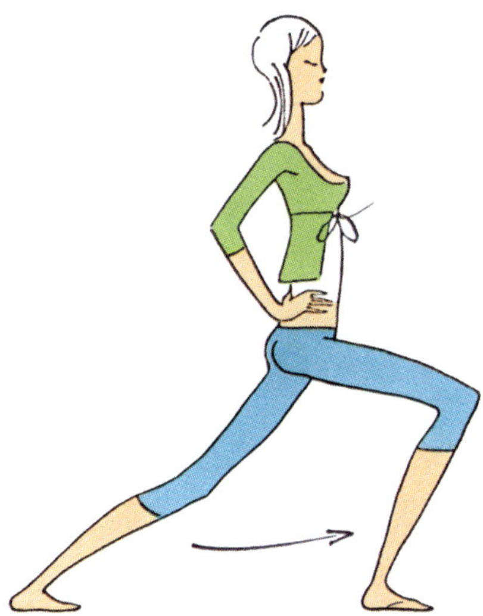

FLEXIONS-EXTENSIONS DES JAMBES

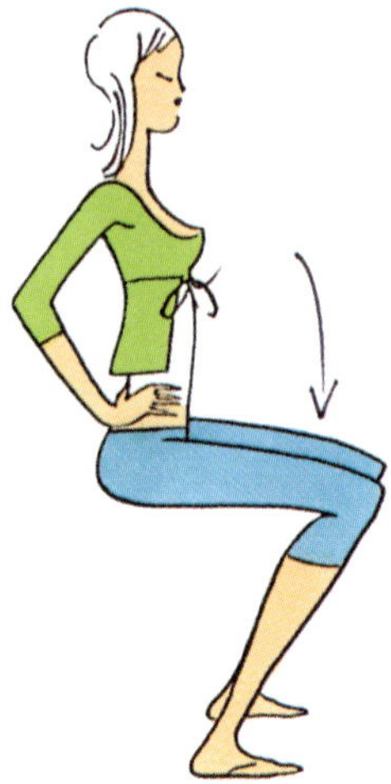

L'exercice
Debout, le dos droit et les épaules bien en arrière, jambes assez écartées et pieds parallèles, mains à la taille. Faites des flexions sur les jambes jusqu'à ce que les cuisses soient parallèles au sol. Travaillez lentement.

Respiration
Inspirez par le nez en fléchissant les jambes et expirez par la bouche en vous redressant.

Répétition
Faites 2 séries de 12 flexions.

Les conseils du coach
- Ne vous penchez pas en avant et gardez la tête droite.
- Travaillez à un rythme constant.
- Gardez si possible les talons au sol.
- Pour conserver la bonne posture pendant tout l'exercice, il est conseillé de le réaliser de profil devant une glace.

Deux variantes
- Réalisez des flexions en équilibre sur les orteils. Faites ainsi 2 séries de 12 flexions.
- Alternez 2 petites flexions et 2 flexions complètes (fessiers à 10 cm du sol). Faites ainsi 2 séries de 6 enchaînements.

GRANDS CERCLES EN AVANT D'UNE JAMBE

L'exercice

Debout, dos droit et épaules étirées en arrière, les mains sur les hanches, en appui sur une jambe fléchie, faites de très grands cercles devant vous avec l'autre jambe tendue, en la reposant sur le sol à chaque fois. Travaillez lentement.

Respiration

Inspirez par le nez quand la jambe descend et expirez par la bouche lorsqu'elle remonte.

Répétition

Pour chaque jambe, faites 10 cercles dans un sens, puis 10 cercles dans l'autre.

Les conseils du coach

- Veillez à ce que le pied de la jambe active reste en flexion.
- Travaillez avec la jambe active tendue au lieu de la fléchir.
- Gardez la jambe d'appui immobile.

Deux variantes

- Alternez 1 cercle dans un sens et 1 cercle dans l'autre sens. Faites ainsi 16 cercles alternés de chaque jambe.
- Alternez 1 petit cercle et 1 grand cercle. Pour chaque jambe, faites 12 cercles alternés dans un sens, puis 12 dans l'autre.

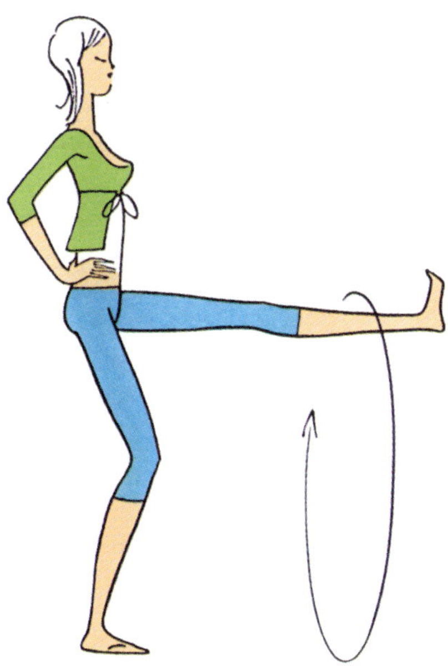

CROISÉS DE BRAS

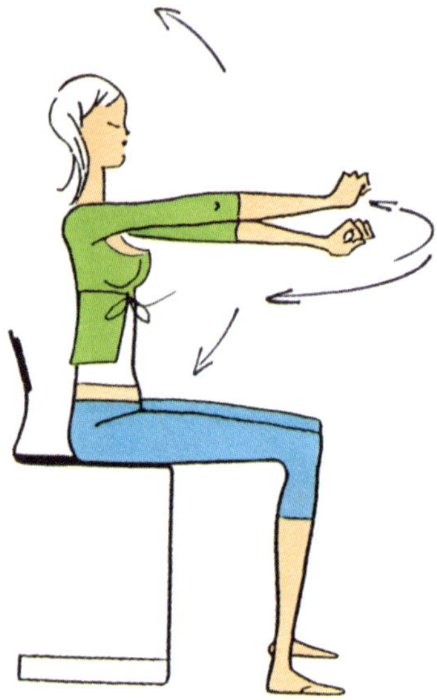

Pour se faire de jolis bras.

L'exercice

Assise, tête et dos bien droits, bras tendus devant vous avec les poings serrés, réalisez des petits croisés des bras successivement en haut, devant et en bas, puis inversement. Travaillez à votre rythme.

Respiration

Inspirez par le nez en levant les bras et expirez par la bouche en les abaissant.

Répétition

Faites 30 croisés des bras en tout.

Les conseils du coach

- Ne fléchissez pas les bras.
- Étirez au maximum les épaules vers l'arrière quand les bras sont en position haute.
- Si vous utilisez des lests, ne dépassez pas 0,5 kg dans chaque main, sauf si vous êtes très entraînée.

Deux variantes

- Réalisez de très grands croisés des bras en haut, devant et en bas. Faites 30 croisés en tout.
- Pivotez le buste à gauche et faites de grands croisés de bras comme dans la première variante, en gardant le buste complètement immobile, puis tournez-vous vers la droite. Faites 30 croisés de bras en tout à gauche et 30 croisés de bras à droite.

CERCLES DES BRAS DEVANT SOI

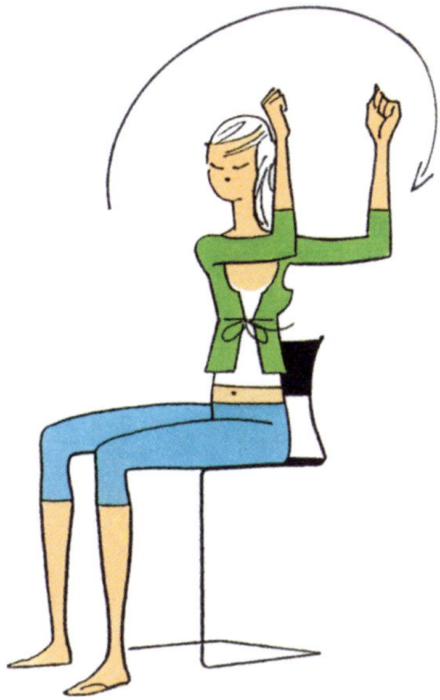

Pour un buste harmonieux.

L'exercice

Assise, tête et dos bien droits, jambes légèrement écartées. Tendez les bras devant vous, écartés de la largeur des épaules, avant de les fléchir pour amener les avant-bras à la perpendiculaire du sol. Faites ainsi de grands cercles des bras (parallèles entre eux) en conservant toujours un angle droit entre les avant-bras et les bras. Travaillez lentement.

Respiration

Inspirez par le nez lorsque les bras s'abaissent et expirez par la bouche lorsqu'ils s'élèvent.

Répétition

Faites 10 cercles dans un sens et 10 cercles dans l'autre.

Le conseil du coach

Conservez les avant-bras bien parallèles. L'angle entre les bras et les avant-bras doit être constant.

Deux variantes

- Alternez 1 cercle du bras gauche vers la gauche avec 1 cercle du bras droit vers la droite (en pivotant le buste à chaque fois à gauche puis à droite). Faites ainsi 20 cercles alternés, puis recommencez en inversant le sens des cercles.
- Alternez 1 petit cercle avec 1 grand cercle. Répétez 15 fois ces deux cercles dans un sens, puis 15 fois dans l'autre sens.

CERCLES LATÉRAUX DES BRAS

Pour resculpter le dos.

L'exercice

Assise, le dos bien droit, la tête levée, poings serrés. Tendez les bras en croix et faites des cercles simultanés sur les côtés.

Respiration

Inspirez par le nez quand les bras sont en bas et expirez par la bouche quand ils sont en haut.

Répétition

Faites 15 cercles dans un sens, puis 15 cercles dans l'autre.

Le conseil du coach

Étirez au maximum les bras vers l'arrière et ne les laissez pas redescendre.

Deux variantes

- Alternez 1 cercle du bras droit et 1 cercle du bras gauche. Faites 30 cercles alternés très en arrière.
- Alternez 2 cercles simultanés des bras sur les côtés avec 2 cercles simultanés devant. Faites en tout 16 cercles dans un sens et 16 cercles dans l'autre sens.

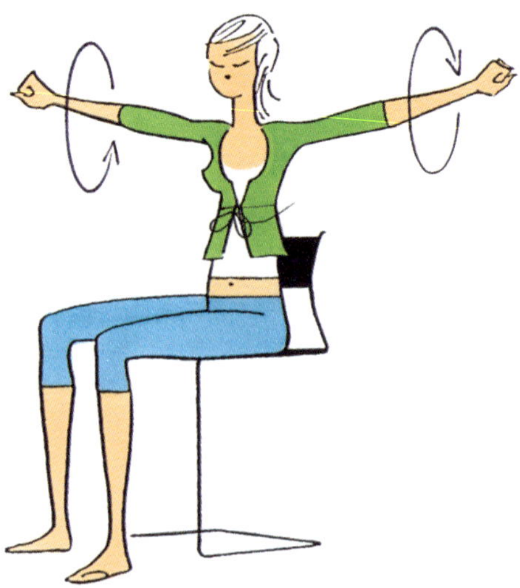

RAMENÉS DE JAMBE À LA VERTICALE

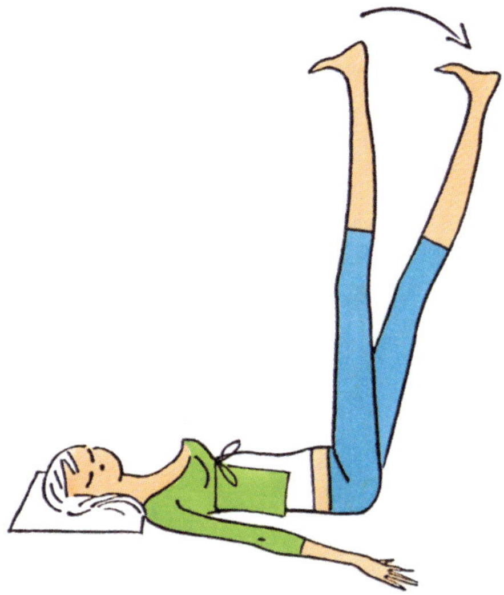

Pour retrouver un ventre sexy.

L'exercice

Allongée sur le dos, les épaules décollées du sol, les jambes tendues à la verticale, les pieds en flexion, abaissez une jambe vers le sol puis ramenez-la à la verticale en laissant l'autre parfaitement immobile. Travaillez lentement.

Respiration

Inspirez par le nez en descendant la jambe et expirez par la bouche en la ramenant à la verticale.

Répétition

Faites 20 ramenés de jambe de chaque côté.

Le conseil du coach

Si vous avez mal au dos, réalisez cette technique avec la tête sur le sol, un coussin sous les hanches, et ne descendez que très peu la jambe active. L'exercice est certes moins efficace, mais plus sécurisant pour votre dos.

Deux variantes

- Réalisez un petit rebond de la jambe active quand elle est dans sa position la plus basse. Faites ainsi 15 éloignés avec rebond pour chaque jambe.
- Réalisez des relevés de buste à chaque fois que la jambe revient à la verticale. Faites ainsi 10 rapprochés buste-jambe pour chaque jambe.

LANCÉS DE JAMBE

Pour galber vos jambes.

L'exercice

Allongée sur le dos, un coussin sous la tête, les bras le long du corps, une jambe repliée et l'autre tendue, les pieds en flexion. Faites de grands lancés verticaux de la jambe tendue sans la laisser retomber sur le sol. Travaillez à votre rythme.

Respiration

Inspirez par le nez quand la jambe active s'éloigne et expirez par la bouche lorsqu'elle se rapproche.

Répétition

Faites 30 lancés pour chaque jambe.

Le conseil du coach

Ne forcez pas au début et accentuez l'amplitude sur les 10 derniers lancés.

Deux variantes

• Alternez 4 grands lancés avec 4 petits. Faites 32 lancés en tout pour chaque jambe.
• Relevez le buste et maintenez-le immobile. Faites ainsi 15 lancés pour chaque jambe.

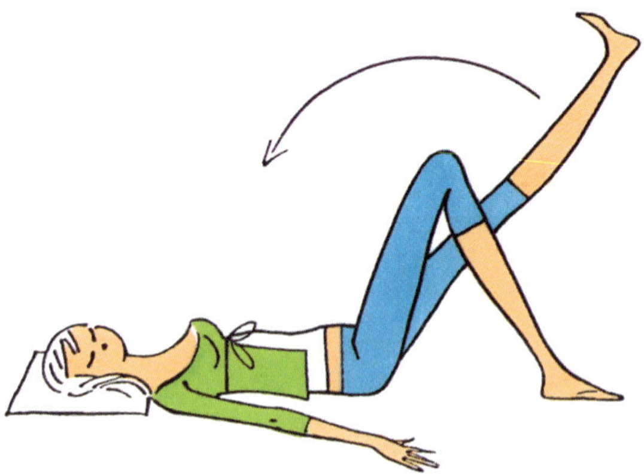

PETITS CERCLES DE LA JAMBE

Pour tonifier vos fessiers.

L'exercice

À quatre pattes, en appui sur les avant-bras, le dos plat, la tête dans le prolongement du corps, élevez une jambe tendue, fléchissez le pied. Réalisez en alternance 1 cercle arrière et 1 cercle sur le côté de cette jambe.

Respiration

Inspirez par le nez et expirez par la bouche le plus lentement possible.

Répétition

Faites 8 cercles alternés dans un sens et 8 cercles alternés dans l'autre pour chaque jambe.

Les conseils du coach

- Essayer d'élever le plus possible la jambe sur le côté en la tendant bien.
- Vous pouvez prendre appui sur un avant-bras et une main.
- N'hésitez pas à faire des cercles de grande amplitude.

Deux variantes

- Réalisez 2 cercles sur le côté et 2 en arrière. Pour chaque jambe, faites 12 cercles alternés dans un sens et 12 cercles alternés dans l'autre sens.
- Alternez 1 grand cercle en arrière et 1 petit sur le côté. Pour chaque jambe, faites 12 cercles dans un sens et 12 en tout dans l'autre sens.

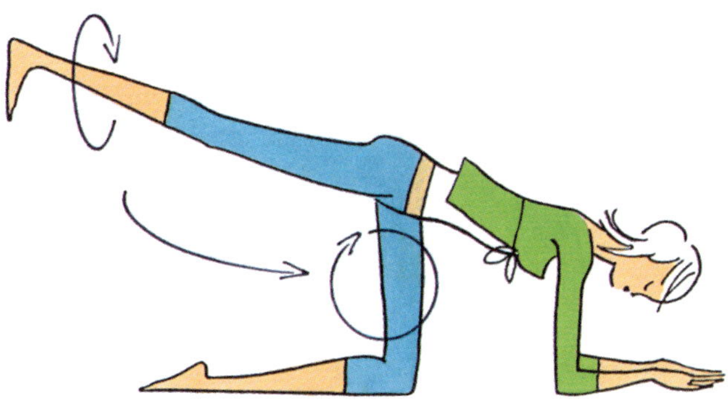

Remuscler le périnée

La rééducation du périnée est très importante. Des séances chez un kinésithérapeute ou une sage-femme vous aideront au début, puis vous pouvez continuer chez vous avec les exercices proposés ici. Demandez cependant à votre médecin à quel moment il convient de commencer ces exercices.

Une rééducation importante

Remuscler le périnée et le rendre plus résistant ne pose aucun problème à condition de travailler régulièrement, si possible au moins cinq fois par semaine pendant deux mois (après les séances chez le kinésithérapeute), puis trois fois par semaine durant encore deux mois si vous le jugez nécessaire.

Le périnée est le plancher du petit bassin, qui s'étend entre l'anus et les parties génitales. Ce muscle vulnérable soutient les organes pelviens. Il faut donc l'entretenir par des exercices appropriés alternant des contractions et des relâchements de durées variables, que l'on peut réaliser à tout moment. Les techniques proposées permettent de prévenir les descentes d'organes, l'incontinence, le manque de tonicité ou le dessèchement de la paroi vaginale. Aujourd'hui, des séances chez des kinésithérapeutes spécialisés en rééducation urogénitale peuvent éviter, dans les cas extrêmes, de recourir à une intervention chirurgicale pour redensifier ce muscle mis à mal par la grossesse.

Quand commencer ?

Environ 6 semaines après l'accouchement, la consultation postnatale obligatoire permet de contrôler les organes génitaux. Suite à cette consultation, votre gynécologue vous prescrira 15 séances de restructuration du périnée, chez un kinésithérapeute. Certaines se font à l'aide d'une électrostimulation très efficace.

Testez-vous

Ce test peut être fait une fois par an pour vérifier la tonicité de votre périnée : urinez pendant 5 secondes, retenez vous en comptant jusqu'à 8 et finissez l'opération. Si vous réalisez ce test sans problème, c'est que votre périnée est en pleine forme !

Comment travailler ?

Nous vous proposons une série de 4 exercices à faire au moins trois fois par semaine, un jour sur deux. Chaque exercice ne vous prendra pas plus de 8 minutes. Vous pouvez aussi les réaliser debout quand vous vaquez à vos occupations, ce qui rendra la rééducation plus efficace.

Alternances de contractions rapides et lentes

Assise sur le sol, le dos en appui contre un mur, faites successivement 5 contractions rapides de la vulve et du périnée suivies de 3 contractions lentes de 6 secondes chacune. Travaillez à un rythme régulier. Essayez de réduire progressivement le temps de récupération entre les contractions.

Respiration
Inspirez par le nez entre les contractions lentes et expirez par la bouche pendant celles-ci. Sinon, pour la phase de contractions rapides, respirez lentement.

Répétition
Enchaînez quatre fois 5 contractions rapides et 3 lentes.

Contractions de 5 secondes
Allongée sur le dos, genoux repliés vers la poitrine, contractez pendant 5 secondes le périnée, la vulve et les fessiers. Relâchez tout pendant 5 secondes également. Au début, contractez progressivement chaque zone et non pas toutes les zones en même temps.

Respiration
Inspirez par le nez pendant la phase de relâchement et expirez par la bouche pendant la phase de contraction.

Répétition
Faites 6 contractions.

10 contractions rapides et 5 lentes
Allongée sur le dos, jambes repliées, bras le long du corps, pieds sur le sol, faites d'abord 10 contractions rapides du périnée, suivies de 5 contractions lentes de 8 secondes chacune : du périnée, de la vulve et de l'anus.

Respiration
Inspirez par le nez et expirez par la bouche à votre convenance pendant les contractions rapides et inspirez par le nez et expirez par la bouche au cours des contractions lentes.

Répétition
Enchaînez deux fois 10 contractions rapides et 5 lentes.

Contractions générales
Allongée sur le dos, jambes décontractées, bras le long du corps, contractez successivement et progressivement le périnée, le vagin, l'anus et, si vous le pouvez, le ventre et les fessiers. Restez ainsi en contraction pendant 8 secondes. Relâchez tout pendant 8 secondes également. Restez bien concentrée, les yeux fermés, pour contracter toutes les zones dans l'ordre et avec application.

Respiration
Inspirez par le nez pendant la phase de relâchement et expirez par la bouche pendant la phase de contraction.

Répétition
Faites 4 contractions.

Un exercice recommandé
À faire aussi pendant la grossesse. Assise en tailleur, placez une main à plat sur le périnée, l'autre sur le ventre, et contractez le périnée, l'anus et le vagin pendant 5 secondes en inspirant en un mouvement ascendant. Relâchez pendant 10 secondes en expirant, puis poussez le périnée vers l'extérieur. Relâchez tout pendant 10 secondes.
Répétez l'exercice au moins huit fois. Cette technique apprend à détendre la vulve et le périnée. Vous pouvez la faire régulièrement.

Votre bien-être

Impossible de se sentir vraiment en forme sans opter pour une nourriture de qualité, des techniques déstressantes… En un mot : pour un confort de vie ! Les quelques pages qui suivent vont simplement vous aider en toute simplicité à prendre soin de vous, de sorte à être au top pour vous occuper de bébé.

Bien se nourrir pour être en forme

Beaucoup de futures mamans ont tendance à se restreindre pour éviter de prendre trop de poids durant leur grossesse et certaines se retrouvent avec des carences qui peuvent nuire au bébé et qui les épuisent. Pendant toute votre grossesse, prenez le temps de bien vous nourrir et consultez un diététicien si vous sentez que votre alimentation vous pose problème.

Une alimentation équilibrée

La première règle d'hygiène alimentaire est de consommer de tout sans excès. Elle est valable que vous soyez enceinte ou non ! Si votre alimentation est déjà bien équilibrée, vous conserverez le même fonctionnement durant toute la grossesse, en veillant cependant aux carences possibles en vitamines et oligo-éléments. Même si vous n'avez pas beaucoup de temps pour cuisiner, les quelques informations données dans ce chapitre vous permettront d'éviter les principales erreurs et de pallier les grandes fatigues dues à une alimentation déséquilibrée.

Halte aux grignotages !

Les aliments que l'on consomme lors des grignotages sont généralement très gras et très sucrés, donc très mauvais pour notre poids. Mais nos fringales sont souvent la conséquence d'un petit déjeuner ou d'un déjeuner trop frugal. Veillez bien à l'équilibre de ces deux repas et n'hésitez pas à prendre une petite collation dans l'après-midi pour éviter de craquer avant le dîner. Un fruit et une tranche de pain complet au goûter vous aideront à tenir jusqu'au soir. Pour vous motiver, voici à titre indicatif l'apport calorique de certains aliments à éviter en collation :

- 2 bonbons : 50 calories
- 4 carrés de chocolat : 80 calories
- 1 croissant au beurre : 160 calories
- 100 g de chips : 250 calories
- 100 g de cacahuètes : 300 calories
- 1 sandwich jambon-beurre : 600 calories

Ne négligez pas les glucides

Cette catégorie d'aliments est très importante pour votre équilibre, à condition de bien distinguer les glucides simples (ou sucres rapides), digérés rapidement et que l'on trouve dans les fruits (fructose), les gâteaux, les bonbons (saccharose) ou le miel (dextrose), des glucides complexes (sucres lents) à digestion lente comme les féculents, les légumineux, l'amidon des céréales…

Le glucose joue un rôle fondamental dans le métabolisme et il est indispensable à l'évolution du fœtus. Il faut donc en consommer tous les jours en mangeant des pommes de terre, du pain complet, des pâtes, des lentilles, etc. Ces aliments sont de loin préférables aux sucres rapides puisqu'ils apportent aussi des fibres et certaines vitamines. Si vous consommez deux ou trois fruits par jour, votre apport en glucides est satisfaisant. Il est vrai qu'une consommation quotidienne de sucres lents (mais sans excès) procure une impression de satiété qui évite de succomber aux grignotages ou de souffrir de

Faut-il supprimer les bonbons ?

Si vous souffrez d'un problème de surpoids et si vous êtes très sédentaire, la réponse est oui, incontestablement. En revanche, si vous êtes mince et que vous vous dépensez régulièrement, pourquoi ne pas consommer un chocolat ou un bonbon de temps en temps ? Le plus gênant, dans ces douceurs, c'est surtout les colorants et les conservateurs qu'elles renferment et dont certains devraient être interdits. Les confiseries à base de gélatine, comme les nounours, contiennent un nombre record de colorants. Il vaut mieux consommer des bonbons plus traditionnels, comme les caramels mous, ou manger des confiseries maison (certaines sont assez faciles à faire). Il ne faut pas oublier que, si les sucres sont les ennemis des dents et font grossir, ils constituent aussi une source d'énergie appréciable en cas d'efforts physiques important, grâce à leur rapidité à passer dans le sang. Donc, comme dans toute chose, il convient d'être raisonnable !

crises d'hypoglycémie (insuffisance de glucose dans le sang).

Ne supprimez pas les lipides

Ils sont indispensables à votre équilibre général mais vous pouvez éviter certains types de graisses. De toute façon, les lipides ne doivent pas disparaître complètement d'un régime alimentaire. Consommés en quantité raisonnable, ils sont bénéfiques car ils contiennent des acides gras nécessaires à l'élaboration des tissus nerveux et sont très importants pour aider le corps à assimiler certaines vitamines.

Les acides gras saturés

Les graisses animales (dont le beurre) sont riches en acides gras saturés : une trop grande consommation risque d'élever votre taux de mauvais cholestérol mais il est recommandé d'en absorber 20 g par jour (par exemple, la tartine beurrée du matin...) pour absorber de la vitamine A.

Les acides gras poly-insaturés

Ils ont deux grandes vertus : ils apportent à l'organisme les acides gras qu'il ne sait pas fabriquer tout seul (acide linoléique et acide linolénique) et font baisser le taux de mauvais cholestérol. Ils sont contenus dans certaines huiles végétales (colza, maïs ou tournesol) et les poissons. Il faut les associer avec des acides gras mono-insaturés, contenus par exemple dans l'huile d'olive, et qui font eux aussi baisser le taux de mauvais cholestérol. Pendant une grossesse, il est conseillé de consommer 2 petites cuillerées à soupe d'huile par jour en mariant bien les deux types d'acides gras (alternez huile d'olive et huile de colza, ou huile d'olive et huile de tournesol).

N'ayez plus peur des lipides

Tous ces acides jouent un rôle dans l'aspect trophique (relatif à la nutrition d'un tissu vivant) de la peau, la formation de certains tissus, l'activité des plaquettes et du système immunitaire. Ils interviennent aussi au niveau du cerveau et du système nerveux. Ils sont très importants pour la femme enceinte car ils participent à la formation du placenta et du fœtus. Ne lésinez donc pas sur la consommation de poisson gras comme le saumon et consommez un peu d'huile de colza (très riche en oméga-3) avec les salades. Le fœtus a besoin de lipides pour se développer, surtout dans les trois derniers mois de la grossesse, fondamentaux pour la formation du cerveau.

Certaines futures mères pensent que si elles ne consomment que peu de produits gras, le fœtus puisera dans les réserves naturelles de la mère. C'est vrai, mais ces réserves adipeuses ne contiennent que de l'acide linoléique, alors que le fœtus a besoin aussi d'acides alpha-linoléique, cervonique et arachidonique...

Protéines animales ou protéines végétales ?

Il est recommandé d'en consommer des deux sortes de manière équilibrée. Car les protéines ont un rôle de réparation et de fabrication des tissus du corps humain. Pour se construire, le fœtus a un besoin considérable de nutriments, donc de protéines, tout particulièrement durant le dernier trimestre de la grossesse. Les protéines animales que l'on trouve dans les viandes, les œufs, le lait, le yaourt, les fromages, la volaille, etc., contiennent les huit acides aminés que le corps ne peut pas fabriquer. Il n'est donc pas question de les négliger. Quant aux protéines végétales, elles se trouvent dans les céréales, les oléagineux et les légumineuses. Elles ne comportent pas la totalité des acides aminés des protéines animales. L'association protéines végétales + protéines animales est la bienvenue de temps en temps dans l'alimentation de la femme enceinte. Par exemple, vous pouvez manger des pâtes au gruyère, même si ce n'est pas très diététique... Si vous voulez éviter de consommer des protéines animales à certains repas, vous pouvez aussi marier des légumineuses avec des céréales, par exemple en associant du riz avec des lentilles.

Diminuer les mauvaises graisses

Il s'agit simplement de surveiller les quantités et de modifier légèrement votre façon de cuisiner.

- Pensez systématiquement à diminuer la quantité des sauces dans les salades et dans les plats.
- Cuisinez plutôt à l'huile qu'au beurre, ne graissez pas la poêle quand vous faites cuire du saumon (ce poisson est naturellement gras).
- Utilisez de préférence des récipients à revêtement antiadhésif.
- Pensez à retirer l'excès de gras des viandes avant de les préparer.
- Consommez du lait écrémé ou demi-écrémé au lieu du lait entier.
- Prenez l'habitude de lire les indications des emballages pour connaître le contenu de ce que vous achetez.
- Dans le choix des viandes et poissons, préférez les plus maigres comme le cheval, le lapin, le blanc de volaille, la limande, le colin ou le bar.

Les minéraux et les oligo-éléments

Beaucoup de femmes enceintes ne sont pas bien informées sur l'importance de ces nutriments et leur rôle sur l'organisme durant toute la grossesse. Voici un tour d'horizon des plus importants mais n'hésitez pas à consulter votre médecin pour faire le point sur cette question dès le début de la grossesse.

Le fer

Un corps adulte en contient de 2,5 g à 4 g. Il est stocké dans le foie, la rate et la moelle. On le trouve dans les viandes et les poissons, les céréales (blé complet, germes de blé), les oléagineux (noisettes, amandes), les légumineuses (haricots blancs, lentilles) et dans certains fruits (dattes, abricots). Il est recommandé de ne pas consommer trop de thé ou de café, qui ralentissent l'absorption du fer (outre les impacts sur le sommeil et la nervosité...).
Une femme enceinte a besoin de fer durant sa grossesse et doit donc faire des contrôles réguliers sur ce point. Ses réserves en fer doivent être suffisantes pour pallier les pertes de

sang liées à l'accouchement. On recommande d'absorber 20 à 25 mg de fer par jour pour une femme enceinte (contre 15 à 20 mg pour une femme qui n'est pas enceinte). Attention par contre à ne pas consommer plus de 30 g de fer par jour, en particulier sous la forme médicamenteuse, et éviter d'associer une absorption supplémentaire de fer avec de la vitamine C.

On constate parfois un manque de fer chez les femmes qui ont eu plusieurs grossesses très rapprochées. Cette situation peut provoquer une anémie. Un déficit en fer entraîne une grande lassitude, une réelle difficulté à entreprendre quoi que ce soit et constitue un terrain propice à diverses infections. D'où la nécessité de surveiller attentivement ses réserves. Une femme enceinte qui consomme environ 2000 calories par jour en diversifiant sa nourriture est à l'abri de ces risques.

Pour éviter les carences

Ayez une alimentation la plus variée possible en privilégiant les légumes et les fruits de saison. Les compléments alimentaires seront inutiles si vos repas sont équilibrés. Voici, à titre d'exemple, les proportions d'aliments à consommer avec régularité pour trouver les éléments indispensables à votre santé et à celle de votre bébé :

- Vitamine A : 2 œufs, 50 g d'abricots, 40 g de carottes ou 70 g de fromage à pâte dure.
- Vitamine B12 : 100 g de viande, 1 cuisse de poulet, 1 part de poisson ou de lapin.
- Vitamine C : 120 g de brocolis cuits, 1 kiwi ou 1 orange.
- Vitamine D : 100 g de thon ou de saumon.
- Calcium : 1 crème dessert, 1 yogourt, des champignons, des fruits rouges ou des oranges, 25 cl de lait ou 30 g de fromage.
- Fer : 300 g d'huîtres, 1 portion de foie ou de viande rouge, 250 g de moules ou 1 blanc de poulet.

Le calcium

Le corps humain contient environ 1 kg de calcium, principalement situé dans les os. Le calcium est indispensable pour avoir un squelette sain et de bonnes dents, pour le fonctionnement musculaire et neuromusculaire, pour le bon état des artères et l'activation et la synthèse de certains enzymes. Il joue aussi un rôle de régulateur sur la tension artérielle.

On trouve le calcium dans les produits laitiers, les céréales, le poisson, les crustacés, les oléagineux, les légumineuses, les légumes, mais aussi dans l'eau (même celle du robinet, qui en contient à peu près 40 mg/l).

La femme enceinte qui consomme un produit laitier à chaque repas est certaine de n'avoir aucune carence en calcium (ses besoins sont d'environ 1,2 g par jour), même si la grossesse accentue l'élimination du calcium par l'urine, ainsi que son absorption par l'intestin. Veillez cependant à ne pas dépasser 2 g de calcium par jour ! Prenez conseil de votre médecin si vous avez l'impression de consommer trop de

Vive les yaourts !

Aliment phare de nos repas, le yaourt présente plus d'intérêt que le lait car ses protéines et son calcium sont plus aisément assimilables. Sa teneur en vitamine B est également appréciable. Surtout, le yaourt est intéressant pour les bactéries qui servent à la fermentation du lait. Ces bactéries actives favorisent la digestion, font diminuer le mauvais cholestérol, renforcent le système immunitaire et facilitent l'absorption des vitamines. Elles diffèrent suivant les marques et il convient donc de choisir des yaourts riches en bactéries actives.

laitages. Les apports recommandés pour la femme qui allaite sont les mêmes que pour la femme enceinte, soit 1,5 à 2 g/jour.

Le zinc

Il joue un rôle auprès de 200 enzymes environ et il a également une action au niveau de la cicatrisation, du renouvellement cellulaire et de la défense immunitaire. On trouve le zinc dans le foie, la viande, les céréales ou les fromages. La femme enceinte n'a besoin que de 0,7 mg par jour après 4 mois de grossesse. Il est déconseillé de suivre un régime végétalien ou hypocalorique durant cette période, car une carence en zinc peut occasionner des retards de croissance chez le fœtus ou un poids inférieur à la normale. Si vous prenez du zinc en compléments alimentaires, le traitement ne doit pas excéder 6 mois. Prenez d'abord conseil auprès de votre médecin et respectez les doses préconisées.

Le sélénium

C'est un oligoélément important qui intervient dans le métabolisme des radicaux libres, impliqués dans le phénomène de vieillissement des cellules. On pense également qu'il renforce le système immunitaire. On le trouve surtout dans le poisson, le foie, la viande, les fromages, le riz et les œufs. Évitez par contre de prendre des compléments alimentaires enrichis en sélénium sans consultation préalable de votre médecin.

Le magnésium

Il est surtout présent dans les os et il agit, entre autres, sur le métabolisme des glucides et des lipides. On le trouve dans le cacao, les céréales, les laitages, les légumineuses, les oléagineux et quelques eaux minérales.

Le taux de magnésium diminue pendant la grossesse. En règle générale, près d'un quart des femmes manquent de magnésium. C'est pour cela que les médecins conseillent souvent aux femmes enceintes de prendre du magnésium en complément alimentaire pour pallier un éventuel retard de la croissance intra-utérine. Certains le conseillent même avant la conception…

Le potassium

On le trouve dans la plupart des fruits, notamment dans les bananes, mais aussi dans le chocolat, la viande, les légumineuses, le poisson. Sa consommation journalière doit être d'environ 3,5 g pour la femme enceinte. En cas de carence, elle peut souffrir de nausées et des vomissements, voire rencontrer une mauvaise réponse musculaire à l'effort ou avoir des crampes violentes, en particulier au niveau du mollet. N'oubliez pas de consommer assez régulièrement une petite banane au dessert ou au goûter ! Et sachez qu'un déficit de potassium va souvent de pair avec un déficit de magnésium.

Le phosphore

Il intervient dans la composition des os et des dents, mais aussi des tissus organiques et des muscles. Il est présent dans le cacao, les œufs, les oléagineux, les légumineuses, le sésame et les produits laitiers. Il joue un rôle dans le métabolisme osseux en s'associant au calcium et dans la formation de certains éléments de la masse nerveuse lorsqu'il se mélange aux lipides. La femme enceinte a besoin de 550 mg de phosphore par jour mais les risques de carences sont rares aujourd'hui dans les pays occidentaux où l'alimentation est très diversifiée.

Le manganèse

Il agit au niveau de la défense de l'organisme contre les radicaux libres et intervient aussi dans le métabolisme des lipides et des glucides. Les besoins de la femme enceinte sont de 1,4 mg par jour. Il est présent dans les céréales complètes, les fruits, le jaune d'œuf, les huîtres, le foie, les fromages, la betterave rouge ou les légumineuses.

Les boissons

En théorie, l'eau est de loin la meilleure boisson pour la femme enceinte. On conseille d'en boire 1,5 litre par jour. Mais les jus de fruits naturels et les potages maison sont aussi excellents pour la santé des mamans… et des bébés. Il convient en revanche de ne pas abuser des tisanes, de supprimer l'alcool et de limiter la consommation de thé et de café, ainsi que de la plupart des sodas.

Les vitamines

L'organisme a besoin de toutes les vitamines, qui ont chacune un rôle précis. Il ne faut donc en éliminer aucune de son alimentation. On trouve les vitamines dans les fruits, les légumes, les produits lactés et le lait. Il faut distinguer les vitamines hydrosolubles (solubles dans l'eau), comme les vitamines C et B, et les vitamines liposolubles (solubles dans l'huile), comme les vitamines A, D, E et K. Les vitamines hydrosolubles ne sont pas stockées par le corps et s'altèrent dans un milieu chaud en présence d'oxygène. Lorsque l'on fait chauffer des légumes, une partie de ces vitamines disparaît.

Préserver les vitamines des aliments

La quantité de vitamines dans les aliments varie selon la saison, le lieu de production, l'espèce, les traitements insecticides, le mode de conservation, le transport et la durée de stockage. Ainsi, l'appertisation (stérilisation à la chaleur) diminue de 50 % l'apport vitaminique par rapport à celui des fruits et des légumes fraîchement cueillis. Mais les premières causes de déperdition sont la chaleur et l'eau de cuisson. Selon des études récentes, la cuisson à la vapeur ne limiterait pas tant que cela la perte des vitamines. Quant au micro-ondes, il les détruit également. Donc, il vaut mieux consommer les légumes et les fruits crus, après un lavage méticuleux mais rapide. Et ne misez pas trop sur les compléments alimentaires pour pallier les carences car une consommation excessive et prolongée de vitamines sous forme de pilules peut être néfaste à la santé.

Vive le chocolat!

Pour vous qui pratiquez une activité physique régulière, aucune contre-indication à ce que vous vous fassiez plaisir en consommant un peu de chocolat de temps en temps. Même s'il est très nourrissant (il contient de 20 à 30 % de beurre de cacao, 50 à 65 % de glucides et environ 6 % de protéines), il comprend également du phosphore, du calcium, des vitamines A et B et de la théobromine.

Cet alcaloïde extrait de cacao mais que l'on trouve également dans le thé est un diurétique puissant, un cardiotonique, un vasodilatateur des artères et un stimulant intellectuel.

Une tablette de 100 g de chocolat correspond à environ 500 calories. Consommé sans excès, c'est un aliment intéressant que l'on peut déguster avant un effort physique.

La vitamine A

Liposoluble, cette vitamine se trouve dans le foie (elle est alors appelée rétinol) et les végétaux tels les carottes (bêta-carotène). Le beurre, les œufs, le lait entier, le thon, l'anguille en contiennent également, ainsi que les légumes verts, les salades, les fruits orange ou jaunes… Cette vitamine a une action importante au niveau de la division et de la reconnaissance des cellules du bébé. Une carence peut engendrer des troubles de la vue et de la croissance, et des risques d'infection chez le nouveau-né. À l'inverse, une consommation exagérée de vitamine A peut provoquer certaines malformations chez le bébé, surtout si elle a lieu durant les trois premiers mois de grossesse.

La vitamine B

Les vitamines B1, B2, B3, B5, B8, B9 et B12 sont présentes dans les légumes verts, les œufs, le poisson, la viande, les oléagineux et les céréales complètes.

On trouve aussi la vitamine B2 dans les fromages, le lait et les produits dérivés du lait.

La vitamine B3 (niacine) se présente sous deux formes : l'acide nicotinique et la nicotinamide. Elle agit sur le fonctionnement cérébral, ainsi que sur les hormones sexuelles. Cette vitamine assure également un bon fonctionnement digestif. On la trouve dans les viandes maigres, les noix, les noisettes, les amandes, les châtaignes, les avocats, les haricots secs. Elle peut être fabriquée par l'organisme en quantités infimes. Des insomnies régulières, une fatigue chronique, un manque d'appétit, une certaine irritabilité peuvent désigner un manque en vitamine B3, de même que certains troubles d'ordre psychiatrique.

La vitamine B9, stockée dans le foie et dans les globules rouges, se trouve dans les légumes à feuilles vert foncé (pas question d'éviter le plat de brocolis ou de choux de Bruxelles !), les œufs, les fromages, les fruits, le foie de volaille. La femme enceinte doit en consommer suffisamment pour favoriser l'élargissement de l'utérus, l'augmentation de la masse de sang et le développement du fœtus. En cas de carence, il y a des risques d'anémie, voire d'hémorragie. Mais c'est au médecin de décider s'il faut recourir à une supplémentation.

La vitamine B12 est connue pour lutter contre l'anémie car elle participe à la formation des globules rouges.

Les cures de fruits

Il convient de ne pas en abuser car si les fruits sont riches en sels minéraux et en vitamines, ils apportent aussi entre 10 et 20 % de sucre. Faire des « cures » de fruits très souvent, c'est avoir une alimentation déséquilibrée et cela n'a jamais fait mincir durablement.

La vitamine C

Absorbée sous la forme de comprimés ou sous forme naturelle, cette vitamine hydrosoluble a une action reconnue contre les virus et les microbes. Elle renforce le système immunitaire et aide à assimiler le fer. Elle intervient également à l'élaboration du collagène. À l'état naturel, elle est présente dans les fruits (kiwis, fraises, oranges, mangues) et les légumes crus (carottes, épinards, oseille, persil ou radis).

Les fruits les plus riches en vitamine C sont le cassis, le kiwi et la goyave, avec 55 mg/100 g environ contre 50 mg/100 g pour le citron, l'orange, la clémentine et le pamplemousse, puis on descend à 40 g/100 g avec l'ananas frais, le brugnon, la groseille et le litchi. L'abricot, la framboise, la cerise, la mûre et la myrtille en renferment 20 mg/100 g, le melon, la pêche et la poire 10 mg/100 g et la banane, le raisin, la figue fraîche et la pomme moins de 5 mg/100 g. En achetant des fruits bio, vous pouvez consommer la peau (après un lavage rapide), très riche en vitamines, polyphénols et fibres.

La vitamine D

Liposoluble, elle peut être produite par l'épiderme, par exemple après une exposition au soleil, d'où l'importance de s'exposer au moins 5 minutes par jour (mais pas en plein soleil). La vitamine D3 se trouve dans les produits d'origine animale et la vitamine D2 est présente dans les végétaux. La vitamine D se trouve dans les poissons gras comme le saumon, le hareng, les sardines, les anchois ou le thon. Elle intervient dans la construction des os du fœtus. Une femme enceinte doit en consommer environ 0,1 mg par jour.

Une carence importante peut occasionner entre autres une mauvaise qualité de l'émail dentaire chez le bébé et un risque de rachitisme. Quant aux cas extrêmes de femmes sujettes à des carences, elles peuvent présenter un ramollissement osseux. Aussi, dans certains cas, le médecin prescrit sous forme médicamenteuse de la vitamine D, surtout en hiver. Il conseille en général 25 mg par jour à la femme enceinte pendant les trois derniers mois de grossesse.

La vitamine E

C'est une vitamine antioxydante souvent associée à la vitamine C. Elle agit sur les lipoprotéines (substances constituées d'une protéine et d'un lipide), ainsi que sur les membranes des cellules. Elle se trouve dans les huiles (tournesol, raison, maïs, olive, noisette, etc.), les oléagineux, les épinards, le chou...

Grossesse et prise de poids

Toute grossesse s'accompagne d'une prise de poids qui peut être importante chez certaines femmes. La même question revient régulièrement : vais-je retrouver rapidement ma silhouette ?
Si vous avez une bonne hygiène de vie, que vous vous donnez du temps (entre six et vingt mois) et que vous faites une activité physique, vous devriez perdre sans trop de peine vos kilos en trop.

La prise de poids pendant une grossesse varie en moyenne de 9 à 13 kg. Elle se décompose en général ainsi : le bébé pèse 3 à 4 kg, le placenta 500 à 700 g, le liquide amniotique 800 g à 1 kg, les seins ont gonflé et pris environ 400 à 800 g, le volume sanguin supplémentaire atteint 1 à 1,8 kg, le corps garde à peu près 1 kg d'eau et a constitué une réserve de graisse d'environ 3 kg.
Par ailleurs, après la naissance, il est normal de constater chez certaines femmes un léger changement morphologique, comme un ventre plus rond et des hanches un peu plus larges, mais la patience et le sport peuvent y remédier. Cependant, pour des raisons d'ordre psychologique, la plupart des médecins conseillent d'attendre au moins 6 mois avant d'entamer un véritable régime. Si vous décidez de surveiller ce que vous mangez, tenez compte de vos besoins, de votre fatigue et, surtout, de la santé de votre bébé si vous allaitez.

Poids et hormones

Vous allez accoucher ou avez accouché. Vous êtes donc très concernée par les variations hormonales et leurs conséquences. N'oubliez pas ainsi que si le corps féminin comprend en moyenne 20 à 25 % de graisse, 20 à 25 % de muscles et un poids variable en eau, ces proportions peuvent changer sous l'influence des hormones sexuelles. Ainsi, la progestérone ne fait pas augmenter le taux de graisse, mais peut générer indirectement une rétention d'eau. Quant aux hormones thyroïdiennes, elles provoquent soit une augmentation marquée d'eau et de graisse, soit au contraire une diminution.
Au début de la grossesse, les œstrogènes sont produits en quantité astronomique par les ovaires puis par le placenta pour que le corps puisse fabriquer les kilos de graisse qui apportent les quelques 80 000 calories (sur 9 mois) nécessaires au bon déroulement de la grossesse. Cette énergie sera surtout consommée durant le dernier trimestre de la grossesse, celui où le bébé grossit le plus. Elle sert aussi au moment de l'allaitement, qui demande aussi beaucoup d'énergie. Donc, pour se préparer aux derniers mois de la grossesse, dès le début le corps stocke de l'énergie même si vous n'augmentez pas votre ration alimentaire…

Kilos de graisse ou kilos d'eau ?

Si on parle en terme de masse corporelle, 1 kg d'eau équivaut à 1 kg de graisse, ce qui n'est pas du tout le cas au niveau des calories. En effet, 1 g de lipides équivaut à 9 calories, ce qui signifie que 1 kg de graisse correspond à 9 000 calories alors que 1 kg d'eau équivaut à 0 calorie ! Ainsi, en fonction de la nature de votre surpoids (si surpoids il y a), votre démarche doit être complètement différente. Si vos kilos en trop sont d'origine graisseuse, vous devez adopter une hygiène alimentaire stricte et faire une activité physique régulière ; s'ils sont dus à de la rétention d'eau, il vous faudra consulter un spécialiste pour rétablir l'équilibre hormonal. Ce dernier cas est assez fréquent après une grossesse, les quantités importantes d'hormones œstrogènes émises par les ovaires et par le placenta pouvant générer plusieurs kilos supplémentaires d'eau. La rétention d'eau se produit aussi souvent lors du cycle prémenstruel, pendant la période de préménopause ou chez les femmes ayant un traitement hormonal mal dosé.

Ce qui change

- La formation du kilo d'eau est très rapide (parfois quelques heures suffisent). L'eau infiltre assez vite les tissus sans brûler de calories et peut disparaître aussi vite. Alors qu'il faut du temps pour stocker un kilo de graisse, en moyenne 20 jours pour l'éliminer en adoptant une bonne hygiène alimentaire et en augmentant son activité physique.
- Quand des kilos d'eau se forment, le corps éprouve une sensation désagréable de gonflement, surtout sensible au niveau des seins et du ventre. Les kilos de graisse supplémentaires apparaissent plus lentement et les parties un peu rondes du corps ne sont absolument pas douloureuses ni congestionnées. Par contre, la prise de poids est bien réelle !

Après la grossesse

En moyenne, une femme garde 3 kg de graisse après l'accouchement. Ce sont des kilos élaborés dès le sixième mois, qui constituent une sorte de réserve équivalant à 30 000 calories. Elle sert entre autres à fournir l'énergie pour l'accouchement et le début de l'allaitement.
En prenant le cas un peu extrême d'une femme qui grossit de 20 kg pendant sa grossesse, elle ne stocke en fait que 10 kg de graisse, dont une partie seulement ne sera pas utilisée. Par contre, l'âge, la dépense physique, l'hygiène alimentaire et le métabolisme sont des facteurs déterminants pour le stockage des graisses.
Une femme sur deux a tendance à garder 3 kg indésirables six mois après l'accouchement, mais ce n'est pas inéluctable…

Une dépense calorique intense

Pour faire face à la dépense calorique étalée sur une période de 38 semaines et demie, il faut à la femme enceinte consommer 300 calories de plus par jour pour ne pas avoir de carence, ni pour elle ni pour son bébé… Plus exactement, les besoins sont moindres sur les trois premiers mois mais plus importants vers la fin. Dans les faits, la plupart des femmes ne consomment que 200 calories en plus de leur ration alimentaire habituelle et compensent les 100 calories manquantes en étant plus sédentaires (ce qui est logique).
Tout comme les besoins en calories supplémentaires, la prise de poids n'est pas uniforme. En général, une femme enceinte prend 1,2 kg par mois jusqu'au quatrième mois, puis environ 1,8 kg du cinquième mois au milieu du septième mois et enfin 1,6 kg par mois jusqu'au terme. Il y a également des cas où la future maman ne prend quasiment pas de poids les trois premiers mois, le plus souvent

sous l'effet des nausées et des vomissements, mais cette situation n'a rien d'anormal.

Votre activité physique après l'accouchement

L'idéal est de pratiquer avec progression une activité d'endurance, comme la marche rapide, jumelée à une activité de renforcement musculaire (par exemple les exercices conseillés dans ce guide). Il est en effet indispensable d'entretenir ou de restructurer la sangle abdominale et de redonner de la tonicité aux hanches. Mais il est conseillé de ne commencer une activité de renforcement musculaire abdominale qu'une fois que vous avez rééduqué votre périnée.

Faire 1 heure de marche rapide par jour au maximum vous fera perdre 500 calories, soit 2500 calories en une semaine si vous avez le temps de faire cinq fois 1 heure de marche, soit 10000 calories sur un mois en gardant le même rythme. Vous pouvez y ajouter les calories éliminées avec 1 à 2 heures de culture physique par semaine (ou 15 minutes par jour), soit environ 800 calories en tout par semaine, c'est-à-dire 3 200 calories en un mois...

Au bout de six mois de cette activité, quand le corps ne présente plus de surplus pondéral, votre poids se stabilise tout simplement et vous conserverez une silhouette harmonieuse, à condition de ne pas interrompre trop longtemps votre activité physique et de conserver une alimentation équilibrée.

Le juste équilibre

Une femme qui prendra trop peu de poids (moins de 9 kg) pendant sa grossesse (en voulant grossir le moins possible) court le risque de donner naissance à un enfant prématuré et fragile. Inversement, chez une femme qui prend beaucoup de poids (entre 20 et 25 kg), les risques sont différents, mais non négligeables; hypertension, fatigue excessive, etc. Les risques à l'accouchement sont également accrus, avec un pourcentage de césarienne plus élevé. Donc, il convient de surveiller attentivement sa prise de poids et, au besoin de se faire aider par un médecin nutritionniste. Pour celles qui souhaitent consulter un diététicien, il est indispensable de prendre d'abord l'avis de votre médecin et de ne surtout pas s'engager seules dans un programme de contrôle alimentaire.

Cellulite et grossesse

Le développement de la cellulite est lié à des caractéristiques génétiques, une influence des hormones féminines (notamment dans le cas de grossesse), mais une alimentation déséquilibrée, des problèmes circulatoires, l'inactivité et le stress contribuent également à son apparition.

La cellulite dite « molle » se rencontre surtout chez les personnes très sédentaires. On la reconnaît à une peau distendue, comme altérée, et on la remarque encore plus quand la personne est sujette à des variations de poids. Quant à la cellulite dite « scléreuse », elle se traduit par des plaques cellulitiques flasques comportant toutes sortes de petites nodosités compactes à structure fibreuse. Chez la femme enceinte, c'est plutôt un type de cellulite dite « dure », qui touche les sujets plutôt jeunes. Cette cellulite a un aspect assez dense et peut être relativement douloureuse lors d'un touché appuyé.

Que faire ?

Si votre grossesse se déroule normalement et après avoir demandé conseil à votre médecin, vous pouvez continuez de pratiquer des exercices pour les fessiers avec des répétitions plus longues et en variant la vitesse de réalisation. C'est en fait une erreur de stopper toute activité physique dès les premiers jours de grossesse. Il ne s'agit pas de prendre des risques inconsidérés avec des activités trop dynamiques, mais de réaliser des exercices adaptés, en toute sécurité. La natation, si elle est pratiquée sans violence, est aussi une très bonne option.

• Pratiquez les exercices « spécial grossesse » pour les jambes et les fessiers, avec une séance de 10 minutes au moins tous les jours, en alternant une série de 15 répétitions à rythme lent avec une série de 15 répétitions à rythme un peu plus soutenu.

• Massez-vous en douceur les hanches et les jambes après chaque séance avec des crèmes anti-cellulitiques (ou un lait nourrissant).

• Dormez avec les jambes surélevées et évitez les stations debout prolongées.

• Offrez-vous des drainages lymphatiques en institut ou chez un kinésithérapeute, ou bien faites deux fois par semaines des séances d'endermologie (technique d'élimination de la cellulite réalisée à l'aide d'un appareil) en institut de beauté ou chez un kinésithérapeute.

• Consultez un diététicien pour rééquilibrer votre alimentation. Une consommation excessive de sucres rapides ou de lipides engendre un déséquilibre favorisant la venue du fléau.

• Luttez contre le stress avec des exercices de relaxation ou en pratiquant du yoga ou toute autre activité qui vous apaise.

Après l'accouchement

Le plus souvent, la graisse sur les fessiers disparaît après l'accouchement et n'a rien à voir avec la cellulite. En revanche, si vous constatez que la peau d'orange persiste deux mois après la naissance de votre bébé, il convient de prendre l'avis d'un médecin qui vous fera faire des examens adaptés. Évitez cependant de masser de façon anarchique et trop violente cette cellulite récalcitrante : cela risque de créer un décollement de la masse cellulitique (plus difficile à traiter) et des lésions au niveau de la vascularisation. Après l'accouchement, n'abusez pas des diurétiques chimiques ou naturels (sous forme de tisane) : pris en excès, ils peuvent être néfastes pour la santé. De toute façon, consultez votre médecin sur ce point, surtout si vous allaitez...

Et les vergetures ?

Ce sont des lésions du tissu cutané. Violettes à l'origine, elles blanchissent au fil des mois et ressemblent à des petites cicatrices. Elles se développent sur les seins, le ventre, les fessiers, les cuisses et parfois même sur les avant-bras. Les femmes les plus touchées sont celles dont la peau manque d'élasticité, ce qui peut se produire même chez des personnes très jeunes. Si les crèmes destinées à résorber les vergetures n'ont pas vraiment fait la preuve de leur efficacité, l'application quotidienne d'une crème très nourrissante avant la grossesse et au moins jusqu'à trois mois après l'accouchement permet de prévenir leur formation. Vous pouvez aussi utiliser de l'huile essentielle de lavande ou de mandarine mélangée avec de l'huile d'amande douce ou de noisette. En application sur le ventre, les hanches et les seins, en massages doux et prolongés pour que le mélange pénètre bien.

Pour se détendre

Quand on est enceinte, on a davantage envie de prendre soin de soi et on recherche souvent un peu plus de douceur. Pour lutter contre la fatigue, vous détendre ou éloigner certaines douleurs, pensez aux massages qui, lorsqu'ils sont bien pratiqués, procurent un véritable bien-être. Apprenez aussi à vous relaxer pour lutter contre vos insomnies ou faire face à des situations de stress.

Les massages

Les massages sont une tradition fort ancienne. Dans l'Antiquité, c'étaient les médecins qui les pratiquaient pour soulager ou guérir leurs patients. Aujourd'hui, leurs vertus font de nombreux adeptes… et de nombreuses écoles dont certaines très influencées par les traditions chinoise ou japonaise. Que vous attendiez un heureux événement ou non, il est préférable, si vous envisagez de vous faire masser, de bien vous informer sur les différentes techniques afin de choisir celle qui vous convient le mieux. Il est assez difficile de trouver le masseur qui masse comme on le désire, mais on y parvient.

Quelle technique choisir ?

Un massage adapté à la grossesse permet de diminuer la fatigue et la nervosité dues à cet état. Les massages doux sur le visage, les membres et le bas du dos (en position latérale, bien sûr) ne peuvent être que salutaires. Si vous voulez vous faire masser à un stade avancé de la grossesse, le praticien doit vous placer en position latérale et vous stabiliser à l'aide de coussins. Les massages du ventre doivent être faits par une personne diplômée d'État.
Aujourd'hui, le mot « massage » a pris un sens élargi puisqu'il comprend aussi des techniques comme le shiatsu ou la réflexologie. Mais il convient de savoir différencier ces méthodes.

Le massage

Il comprend essentiellement des techniques d'effleurage, de pétrissage et de percussion, réalisées avec une huile de massage. Quelle que soit la technique choisie, les mains du masseur ne doivent jamais perdre le contact avec la peau du patient. Les effets du massage se produisent sur la masse musculaire, les ligaments, les tendons, en améliorant la circulation du sang et de la lymphe.

La réflexologie

Cette technique consiste à travailler avec les doigts sur les zones « réflexes » des pieds, chaque petite surface correspondant à une région précise du corps. Elle améliore la circulation du sang, ainsi que l'influx nerveux.

Le shiatsu

Cette technique japonaise se pratique en exerçant une pression plus ou moins forte avec les pouces et les doigts, mais aussi parfois avec les paumes et les poings, voire avec les coudes, les genoux et les pieds. Ces pressions (tsubo) sont destinées à réactiver l'énergie vitale (qi) dans les méridiens. Le shiatsu est très recommandé aux personnes fatiguées ou surmenées.

Trouver le bon masseur

Les kinésithérapeutes sont les premiers vers qui vous tourner car ils ont une bonne connaissance du corps. Mais ils n'ont pas tous reçu une formation pour faire des massages et certains ne sont pas particulièrement doués pour cette pratique. Mais ces professionnels de la santé sont parfaitement en mesure de prendre en compte vos caractéristiques physiques (par exemple une légère crispation du mollet ou une extrême contracture dorsale). L'inconvénient, c'est qu'on trouve peu de kinésithérapeutes qui acceptent de masser pendant 1 heure ou 1 h 30, leur séance durant généralement 20 minutes…

Les esthéticiennes suivent aujourd'hui de très bonnes formations pour faire des massages et l'on peut se tourner vers elles pour des séances de détente et de bien-être. Par contre, si vous souffrez d'un problème spécifique (dos, crampes, etc.), c'est vers un professionnel de la santé que vous devrez vous tourner, après avis de votre médecin.

Un bon masseur doit :

- avoir les mains douces, fermes, très propres (il doit se les laver avant de vous masser) ;
- vous parler doucement ;
- ne pas vous imposer une musique soi-disant relaxante si vous ne le souhaitez pas ;
- travailler sur votre corps de façon symétrique ;
- ne pas être avare de son huile ;
- vous masser entre 50 et 80 minutes (oubliez les massages de 20 minutes en institut), sauf si vous êtes pressée ;
- très bien connaître l'anatomie ;
- faire en sorte que vous n'ayez pas froid.

Vous éviterez les masseurs qui :

- ont des gestes trop mous ;
- qui vous racontent leur vie ou avec qui vous n'avez aucune affinité ;
- improvisent ou ne sont pas constants dans l'appui de leurs gestes ;
- répondent au téléphone pendant leur prestation ;
- ne posent aucune question relative à vos allergies, vos attentes, à ce que vous ressentez ;
- ont les mains glacées ou utilisent une huile froide.

Si vous ne sentez pas bien avec la personne qui vous masse ou si sa technique ne vous convient pas, n'hésitez pas à chercher quelqu'un d'autre car un mauvais massage ne peut que vous crisper et vous déstabiliser.

Les huiles de massage

Certains praticiens utilisent de l'huile de coprah, de tournesol, de carthame, d'olive ou d'amande. Ces huiles peuvent être aromatisées avec du jus de citron ou des huiles essentielles (fleur d'oranger, jasmin, bois de santal, etc.). Si vous avez une préférence pour certains arômes ou que certaines substances vous aident à vous relaxer ou à atténuer la crispation d'une zone, n'hésitez pas à en parler à la personne qui vous masse. Sachez ainsi que l'extrait de sauge est recommandé en cas de contraction musculaire et que l'extrait de fleur d'oranger ou de tangerine a plutôt une influence relaxante.

Soigner son sommeil

Le sommeil est un élément clé pour une vie saine. Il est un remède au stress, il permet le repos musculaire et la reconstruction des tissus, il aide au renforcement du système immunitaire. Le besoin de sommeil est plus important quand on est enceinte pour faire face à la fatigue physique et aux modifications physiologiques. Pourtant, il est fréquent que l'on souffre d'insomnies durant cette période.

Les bienfaits du sommeil

Outre le fait qu'il permet de récupérer de la fatigue, le sommeil a une action au niveau de l'hormone de croissance, qui est produite aux trois quarts durant la période de sommeil lent et profond. Il est également un élément de stimulation de la prolactine (hormone de l'antéhypophyse qui a pour rôle, entre autres, de favoriser la lactation après l'accouchement).

Quelques conseils pour vous aider

• Essayez de trouver l'origine de vos insomnies en parlant avec un tiers. Vous pouvez avoir des soucis, appréhender l'accouchement, avoir peur de la venue de bébé, de ne pas savoir faire face…

• Pratiquez des exercices de relaxation ou de respiration avant de vous endormir. Vous pouvez programmer un massage relaxant en fin d'après-midi pour vous préparer au sommeil.

• Ne regardez pas la télévision trop tard. Un bon livre au lit est plus efficace pour vous calmer après une journée bien chargée.

• Essayez de vous accorder une matinée par semaine sans sonnerie de réveil. Cela sera sans doute plus difficile après la naissance de votre bébé mais trouvez le moyen de vous y tenir pour pouvoir récupérer.

• Ne vous privez pas des petites siestes du début d'après-midi. Un quart d'heure suffit souvent pour recharger les batteries.

• Même si vous êtes une inconditionnelle des tisanes, n'en abusez pas pendant la grossesse et surtout si vous allaitez. Évitez aussi d'avoir recours aux somnifères, mais ne culpabilisez pas si vous êtes obligés d'en prendre une fois exceptionnellement…

• Efforcez-vous de ne pas vous coucher trop tard et ayez un rythme de vie régulier. Allez vous allonger sans tarder quand vous sentez que le sommeil vient, sinon il vous faudra attendre la fin d'un cycle, c'est-à-dire environ 1 h 30.

• Pour aider à l'endormissement, vous pouvez boire un verre de lait avec du miel avant de vous coucher, après avoir pris un bain chaud ou tiède. C'est assez radical…

L'environnement pour bien dormir

Soignez votre cadre de sommeil, en particulier durant la grossesse, période assez souvent propice aux insomnies. La chambre idéale doit être suffisamment grande, bien ventilée, de préférece assez haute de plafond, avec une température de 18 °C à 19 °C durant la nuit. Si l'air est sec, faites l'acquisition d'un humidificateur : cela évite la gorge sèche et une gêne respiratoire (cet achat est aussi conseillé pour la chambre de bébé). Même si vous êtes frileuse, évitez de dormir avec le chauffage allumé. N'oubliez pas non plus d'aérer votre chambre le soir ou le matin, pendant 5 minutes au moins.

Beaucoup de personnes préfèrent dormir dans une pièce un peu éclairée, mais il vaut mieux s'astreindre à dormir dans le noir complet et, tant qu'à faire, à y habituer tout de suite bébé, afin qu'il ait un meilleur sommeil.

Détendez-vous

Voici cinq exercices de relaxation. Les trois premiers peuvent vous aider à bien vous détendre et les deux autres vous permettront de glisser plus facilement vers le sommeil.

Technique 1

Allongée sur le dos, inspirez lentement par le nez en gonflant progressivement la cage thoracique. Gardez l'air 2 ou 3 secondes, puis expirez par la bouche encore plus lentement. À faire au moins trois fois.

Technique 2

Allongée sur le dos, inspirez lentement par le nez et expirez lentement par la bouche, en prenant bien conscience de l'abaissement du thorax. À faire au moins trois fois.

Technique 3

Allongée sur le côté droit, la jambe droite repliée, la jambe gauche semi-fléchie, alternez 2 respirations normales avec 1 respiration extrêmement lente. Entraînez-vous à la ralentir à chaque fois un peu plus. Répétez trois fois 2 respirations normales et 1 lente.

Technique 4

Allongée sur le dos, essayez de décontracter successivement et lentement les muscles du front, des yeux, des joues, de la bouche. Pensez à vider votre esprit de toute pensée.

Technique 5

Allongée sur le dos, les bras le long du corps, les jambes un peu écartées, pratiquez des rotations très lentes des chevilles dans un sens puis dans l'autre, avant de les relâcher complètement. Pratiquez ensuite des rotations très lentes des poignets, puis relâchez-les complètement. Faites au moins 4 rotations dans un sens, puis dans l'autre, des chevilles et des poignets. Décontractez ensuite complètement tout le corps.

Les gestes de tous les jours

Beaucoup de douleurs surgissent dans des petits gestes du quotidien mais la femme enceinte est plus vulnérable car certains mouvements lui deviennent plus difficiles au fur et à mesure que la grossesse avance. Mais il est possible d'apprendre à mieux bouger pour éviter de se faire mal. Le stretching est aussi une bonne méthode pour acquérir une souplesse articulaire et musculaire.

Bouger en toute sécurité

Vous risquez deux fois plus un incident en faisant un faux mouvement pour vous relever lorsque vous êtes enceinte. D'une part, en raison de la transformation de votre corps, mais aussi du fait de la fatigue liée à la grossesse (surtout les derniers mois). Il est donc important d'apprendre à bouger avec le maximum de sécurité : pour ne pas vous faire mal et pour vous économiser !

Profitez d'être enceinte pour apprendre quelques bons gestes dont vous conserverez ensuite l'habitude : c'est la répétition d'un mauvais geste ou d'une mauvaise posture année après année qui génère la plupart des maux dont nous souffrons. Il suffit que vous lisiez ces quelques pages et que vous fassiez seulement une fois chacun des mouvements décrits pour que vous les mémorisiez. Vous y penserez alors régulièrement à l'avenir.

Les tâches quotidiennes

Si vous avez la chance de rester à la maison pendant votre grossesse, prenez le temps d'en repenser l'aménagement pour rendre certains mouvements plus simples ou moins douloureux. L'arrivée prochaine d'un bébé va aussi nécessiter des transformations de votre espace : pensez aux gestes que vous serez amenées à faire tous les jours et faites en sorte qu'ils soient le plus confortables possible. Bien se mouvoir, c'est préserver son corps.

S'asseoir sans se tasser

- Étirez au maximum la tête vers le haut pour rétablir les espaces intervertébraux.
- Plaquez au maximum le dos au fond du siège (éviter les sièges trop vieux ou trop mous…).
- Étirez dès que vous y pensez les épaules vers l'arrière.
- Si vous ressentez un malaise au niveau du rachis lombaire, étirez 3 fois vos bras vers le haut durant 6 secondes en expirant à fond.

Rester debout

- Pour soulager les tensions dorsales, faites une poussée du bassin vers l'avant et maintenez cette rétroversion 6 secondes avant de ramener le dos en position initiale.
- Relâchez le plus possible les épaules.
- Répartissez le plus possible le poids du corps sur vos jambes.
- Ralentissez votre rythme respiratoire en inspirant par le nez et en expirant par la bouche.
- N'hésitez pas à vous adosser à un mur ou à un meuble.

• Si vous êtes dans les transports publics, tenez-vous de préférence avec les deux mains à un support.
• Pensez à ne pas garder les jambes trop serrées ; il vaut mieux les tenir au contraire un peu écartées et légèrement fléchies.
• Portez toujours des chaussures avec une voûte plantaire.

Travailler devant l'ordinateur
• Adaptez la hauteur de votre assise et celle de votre bureau aux modifications de votre corps.
• Si vous travaillez beaucoup devant un ordinateur, faites l'acquisition d'un vrai siège de bureau réglable pour votre maison.
• Faites au moins deux rotations très lentes du cou dans un sens, puis dans l'autre, avant de vous mettre au travail. Répétez ces mouvements quand vous quittez votre bureau.
• Pensez à décontracter régulièrement les épaules en les étirant doucement vers l'arrière au moins 6 fois.
• Ne laissez pas vos pieds sur le sol, mais surélevez-les sous le bureau.
• N'hésitez pas à placer un coussin derrière votre dos si vous avez tendance à vous laisser glisser vers l'avant.

Monter les escaliers sans fatigue
• Montez les marches en adoptant un rythme assez lent, mais régulier.
• Pensez à maintenir le dos très droit et ne vous penchez pas vers l'avant.
• Évitez de monter les escaliers avec des charges trop lourdes.
• Respirez le plus lentement possible, en inspirant toujours par le nez et en expirant par la bouche.
• Portez le plus souvent possible des chaussures souples avec un talon de 3 à 4 cm, ce qui permet de bien dérouler le pied à chaque marche.
• Toutes les 15 marches environ, faites une extension de 5 secondes des mollets : posez seulement les orteils sur le rebord de la marche et descendez le talon le plus bas possible dans le vide. Cela enlève la fatigue musculaire et évite les crampes.
• Pensez à dégrafer un bouton de la ceinture de votre pantalon ou de votre jupe car ce type d'effort provoque souvent une contraction du ventre, surtout si l'on porte des sacs lourds.

Porter des charges lourdes
• Préférez toujours porter deux sacs moyens plutôt qu'un gros pour répartir le poids de chaque côté du corps.
• Posez les paquets tous les 30 mètres en pratiquant de légers et discrets étirements d'épaules vers l'arrière. S'il n'y a personne aux alentours, n'hésitez pas à faire de petites poussées du bassin vers l'avant car cela soulage vraiment le bas du dos !
• Adoptez une marche régulière.
• Si vous n'avez pas oublié votre sac à dos à la maison, c'est le moment de l'utiliser !
• nspirez régulièrement par le nez, lentement et avec amplitude, pour emmagasiner le maximum d'oxygène ; expirez toujours lentement par la bouche.
• Portez vos charges en maintenant les épaules légèrement vers l'arrière.
• Quand vous posez vos paquets pour vous reposer, profitez-en pour faire 6 rotations lentes des épaules vers l'avant, puis vers l'arrière.
• Marchez en tirant la tête vers le haut.
• Si vous avez un panier à roulette, changez souvent de bras pour le tirer. De toute façon, c'est loin d'être la solution idéale car ce type de portage occasionne à la longue de micro-

traumatismes articulaires aux épaules. En outre, il est toujours préférable de pousser une charge que de la tirer.

Se relever

- Relevez-vous toujours avec un appui pour éviter tout risque de chute.
- Avancez une jambe et penchez légèrement le dos vers l'avant pour vous redresser; pensez aussi à regarder devant vous, sans baisser la tête.
- Ce sont vos jambes pliées qui doivent se détendre lentement pour vous redresser.
- N'hésitez pas à placer vos mains sur le genou de la jambe avant pour vous aider.
- Expirez toujours lentement par la bouche au moment de vous relever.
- Après l'effort, n'hésitez pas à vous adosser à un mur et à y plaquer votre région lombaire pendant 8 secondes en expirant par la bouche.

Passer l'aspirateur

- Stabilisez le poids de votre corps sur vos deux jambes.
- Évitez de pousser l'aspirateur avec une seule main: agrippez-le des deux mains pour le tirer ou le pousser afin de réduire au maximum l'effort sur les vertèbres.
- Essayez de toujours garder une jambe en avant.
- Faites bien glisser l'aspirateur sur le sol, sans donner d'à-coup et en évitant de le soulever.
- Évitez à tout prix les rotations du buste: il vaut mieux passer plus de temps et ne pas vous abîmer le dos.
- Pour vous relaxer après cet effort, faites une rotation lente avant des épaules, puis une rotation arrière. Gardez un intervalle de 5 minutes entre chaque rotation et répétez une fois ces deux mouvements.

Faire son lit

- Pour la posture de départ, vous devez soit vous tenir jambes fléchies et écartées face au lit, soit avoir une jambe bien fléchie à l'avant.
- Travaillez avec le dos penché vers l'avant et le plus plat possible.
- Évitez de porter des vêtements serrés à la taille pour ce style d'activité.
- Travaillez toujours face au lit et non de côté.
- Pour vous détendre quand vous avez terminé, faites une légère extension sur les pieds, en étirant au maximum la tête vers le haut pendant 6 secondes.
- Vous pouvez aussi étirer doucement votre dos, bras tendus au-dessus de la tête, pendant 6 secondes. Redescendez ensuite doucement les bras.

Repasser

- Réglez la planche le plus haut possible.
- Si vous êtes fatiguée, n'hésitez pas à vous asseoir. Faites l'acquisition d'un siège pivotant.
- N'hésitez pas à investir dans une vraie table à repasser de pro (aspirante, soufflante et chauffante). Ces modèles sont chers mais ils font gagner du temps et ils économisent vos efforts…
- Répartissez le poids de votre corps sur vos jambes.
- Si vous préférez la position debout, repassez toujours avec les jambes légèrement fléchies.
- Pour vous soulager quand vous avez terminé, asseyez-vous sur le bord d'un lit ou sur un tabouret et élevez les bras tendus vers l'arrière, doigts entrelacés, paumes dirigées vers le dos, le plus haut possible. Gardez la tête levée et le dos bien droit. Maintenez l'élévation maximale pendant 6 secondes.

Les gestes du quotidien

Ne négligez pas non plus les petits gestes tout simples, comme s'habiller ou s'allonger. Car un seul faux mouvement peut occasionner de vives douleurs. Et votre corps, surtout à la fin de la grossesse, est moins souple et plus fatigué, donc souvent plus fragile.

Enfiler un pantalon

- Asseyez-vous sur une chaise, jambes bien écartées.
- Enfilez une jambe de pantalon presque complètement avant d'enfiler l'autre.
- Évitez à tout prix de pencher la tête en avant pendant cette opération.

Se lever d'un siège

- Préférez les sièges avec accoudoirs.
- Évitez les fauteuils trop profonds où l'on s'enfonce.
- N'essayez jamais de vous lever avec les pieds parallèles, même écartés. Préférez placer une jambe en avant, après vous être avancée vers le rebord du siège.
- Utilisez la poussée des jambes pour vous relever, en prenant si besoin appui avec les mains sur les accoudoirs.
- Évitez de vous pencher en avant, car vous pourriez être déséquilibrée.
- Si vous souffrez du dos, faites l'acquisition d'un fauteuil ergonomique avec repose-tête.

Enfiler des chaussettes ou des chaussures

- Dans ce cas précis, pas d'hésitation : il faut vous asseoir !
- Malgré l'inconfort, préférez lever la jambe plutôt que de pencher le buste vers l'avant.
- N'hésitez pas à tenter l'opération assise sur un lit, le dos au mur, les jambes devant vous.
- Choisissez des chaussettes souples et agréables plutôt que des chaussettes épaisses en coton, souvent raides, peu extensibles, et donc difficiles à mettre.
- Pour vous décontracter, restez en position assise et étirez doucement, et au maximum, chacune de vos jambes devant vous, trois fois pendant 6 secondes.

S'allonger en douceur

- Asseyez-vous sur le rebord du lit.
- Prenez appui sur vos mains, placez vos jambes fléchies sur le côté et basculez sur le côté.
- Allongez-vous doucement sur le côté, une jambe allongée, l'autre légèrement repliée vers vous.

Pour l'éditeur, le principe est d'utiliser des papiers composés de fibres naturelles, renouvelables, recyclables et fabriquées à partir de bois issus de forêts qui adoptent un système d'aménagement durable.

En outre, l'éditeur attend de ses fournisseurs de papier qu'ils s'inscrivent dans une démarche de certification environnementale reconnue.

Imprimé en France par MAME
Dépôt légal : mars 2011
ISBN : 978-2-501-06597-9
40.6770.8 / 02